SEMILLAS MEDICINALES

© Adolfo Pérez Agustí (2016-2023)

ediciOnesmasters@gmail.com

SEMILLAS MEDICINALES

Madrid (Spain)

Formando parte del fruto que dará origen a una nueva planta, las simientes realizan la propagación de las plantas espermatofitas (fanerógamas), en donde se han registrado 270.000 especies. La semilla se produce por la maduración de un óvulo de una gimnosperma (ovario cerrado) o de una angiosperma (reciben el polen en su superficie estigmática). Una semilla contiene un embrión del que puede desarrollarse una nueva planta, envuelta en una cubierta protectora. Así mismo, la semilla madura se convierte en una unidad de dispersión.

Todo comienza con un tejido llamado endospermo, que es provisto por la planta progenitora, rico en aceite, almidón y proteínas. En ciertas especies el embrión se aloja en el endospermo, que la semilla utilizará para la germinación, mientras que en otras, la envoltura de la semilla se desarrolla a partir de tegumentos, que rodean al óvulo.

La producción de semillas transgénicas, esto es, aquellas que han sido modificadas genéticamente, intercambiando genes con otras especies, ha estado desde sus comienzos sometidas a una fuerte controversia.

Desde un punto de vista saludable, y teniendo en cuenta que a partir de una semilla se genera una nueva vida vegetal, nos encontramos que es una planta embrionaria y el origen de la nutrición. En las semillas hay altas concentraciones de vitaminas, minerales, proteínas, aceites esenciales y enzimas latentes, en cantidad y biodisponibilidad superiores a la propia planta que darán origen.

Nos encontramos con alimentos "vivos", dotados de ADN con la propiedad de emitir ondas electromagnéticas e interactuar a distancia. Esta similitud con nuestro propio ADN, permite que los organismos humanos las acepten sin dificultad por el denominado Principio de Afinidad. Además, pueden pervivir durante años, incluso siglos, sin perder propiedades.

Cómo comer las semillas

Sólo hay una manera de obtener los nutrientes de las semillas y es comerlas crudas, pues una vez expuestas al calor, pueden producir sustancias tóxicas y las vitaminas, minerales, enzimas y aceites esenciales se desnaturalizan. Pasa de ser un alimento vivo a uno muerto o, al menos, modificado.

No hay semilla en la tierra que pueda soportar ser asada, tostada o calentada sin romper sus componentes nutricionales y la información de su ADN. No obstante, pueden ser remojadas, molidas o en puré, especialmente si la cáscara o capa de una semilla es demasiado difícil de triturar con los dientes. Así que:

Elija semillas crudas y sin sal

Evite aquellas que están recubiertas de azúcar o tostadas.

6

LAS SEMILLAS MÁS SALUDABLES

SEMILLAS DE AGUACATE

Persea americana Mill

Pertenece a la familia Lauraceae y destaca por su desarrollo veloz, pues después de 4 a 6 años después de haber nacido, puede alcanzar varios metros de altura y empezar a producir frutos.

Su semilla es grande y tiene ricas reservas de alimento, lo que le permite a la plántula elevarse, apenas germinada, encima de la vegetación. Cultivados, normalmente alcanzan una altura de 10 a 15 metros. En algunas regiones crecen bosques de aguacates silvestres que llegan a 25 metros de altura y unos 80 centímetros de diámetro del tronco.

Composición:

Son ricos en omega 3, vitaminas A, E, C, D, K y del grupo B, magnesio, ácido fólico, potasio, antioxidantes y grasas naturales, fibra y aminoácidos. Una semilla de aguacate solo representa alrededor del 18% de la fruta y un tema de residuos para los procesadores de aguacate.

Propiedades terapéuticas:

La Universidad Estatal de Pensilvania en un estudio sobre los beneficios de semillas de aguacate, encontró que los compuestos fenólicos antioxidantes en las semillas pueden disminuir el colesterol alto, la presión arterial alta, reducir las enfermedades inflamatorias, diabetes y aumentar la inmunidad.

"Cualquier paciente con una enfermedad cardíaca debe comer aguacate incluyendo la semilla." –dijo el Dr. Tom Wu Dr. Wu que ganó el premio "Contribución notable" de la Sociedad Americana del Cáncer y el premio "World doctor famoso" de las Naciones Unidas por sus avances en la diabetes y el cáncer.

Sistema digestivo

Las antiguas semillas de aguacate fueron utilizadas en América del sur para tratar la disentería, las úlceras gástricas, y otros problemas digestivos. Gran parte de la inmunidad proviene directamente de las bacterias que viven en el interior del tracto digestivo y si esta flora intestinal beneficiosa está viviendo en un ambiente sano, puede fácilmente combatir bacterias y virus patógenos.

Excelente para combatir la inflamación del tracto gastrointestinal así como la diarrea. En Sudamérica utilizan la semilla como remedio para infecciones y problemas estomacales. Contienen compuestos fenólicos que previenen las ulceras intestinales.

Cáncer

La Universidad de Antioquia, en Medellín, Colombia, encontró que el extracto de semilla de aguacate y la fruta (variedad Hass) tienen un efecto pro-apoptosis en células de leucemia. El extracto causó que las células de leucemia entraran en autodestrucción y dejó las células normales sanas y estables.

Las semillas también contienen un fitoquímico conocido como flavonol, que es un potente antioxidante que puede reducir el crecimiento del tumor.

El flavonol que contienen las semillas previene el crecimiento de tumores.

Inflamaciones

Reduce la inflamación y alivia el dolor de las articulaciones. Los procesos inflamatorios son los culpables de numerosas enfermedades crónicas: la artritis, enfermedades del corazón, derrames cerebrales e incluso el cáncer.

Contienen altos niveles de antioxidantes tales como las catequinas (que también se encuentran en el té verde) y procoandinas que actúan como antiinflamatorias, reduciendo el dolor, hinchazón, rigidez y la pérdida de la función articular.

Piel y pelo

Son el alimento perfecto para la piel y sus antioxidantes pueden reconstruir el colágeno, reparar el daño celular causado por los radicales libres, y en realidad mejorar la apariencia de su piel.

Efecto rejuvenecedor: estudios han comprobado que incrementan la cantidad del colágeno de la piel, dándole una apariencia tersa y libre de arrugas.

El aceite de las semillas le dará un brillo adicional al cabello y ayuda a prevenir la caspa.

Glucosa

Puede ayudar a controlar los niveles de azúcar en la sangre y ayudan a bajar de peso.

El rayar, tostar y beber las semillas en té ayuda al controlar el asma.

Según la medicina QiGong, las semillas de aguacate contienen niveles altos de energía Qi, que nos ayudan a sentirnos en sintonía con la energía de vida.

Usos culinarios:

Las semillas se pueden consumir de muchas maneras: se pueden secar, rayar, tostar, rostizar y comer. Se pueden comer en ensaladas, beber en tés, licuadas o consumirse solas (son algo amargas).

Esta deliciosa fruta es un gran sustituto de la mayonesa y la mantequilla.

La forma más fácil de obtener los beneficios de las semillas de aguacate es añadirlas a un batido. No afectará el sabor y hará que sea un poco más rico y más grueso.

Lo primero es tener cuidado al usar un cuchillo para quitar la semilla de la fruta. No intente extraer la semilla lejos de la fruta.

Una vez que haya cortado el aguacate por la mitad, golpear el cuchillo en la semilla de aguacate, torcerla, y tirar de ella a partir de la carne restante.

Retirar el cuchillo de la semilla y con un cuchillo de cocinero pesado golpear el disco de semilla y partirlo. A continuación, se trocean en pedazos más pequeños.

SEMILLAS DE ALBARICOQUE

Prunus armeniaca

También conocida como laetrile o nitrilosida, Damasco.

Los huesos de albaricoque -las semillas que se encuentran en el centro de la fruta- cuentan con altos niveles de B17. Aunque técnicamente no es una vitamina, la B17 ha sido constantemente mencionada como tal.

Posee propiedades útiles para reducir el dolor asociado con la artritis y reducir la presión arterial. Sin embargo, los atributos de referencia más comunes de la amigdalina giran en torno a sus capacidades de combatir y prevenir el cáncer.

La amigdalina se extrae de los huesos de albaricoque desde principios de 1950, creándose una versión modificada químicamente conocida como laetrile (laevomandelonitrilo). También es confundida frecuentemente con el PABA o ácido paraaminobenzoico, una vitamina del grupo B. Aunque sus nombres son comúnmente intercambiados, la amigdalina y el laetrile no poseen cualidades idénticas. La fama del laetrile surge de la afirmación de que mata las células cancerosas dejando intactas las células normales. En consecuencia, la reputación del laetrile se basa en la idea de que cuenta con los mismos beneficios de la quimioterapia sin los efectos secundarios o inconvenientes. Quizá estos efectos no sean tan notorios.

El Laetrile, pues, es la síntesis química de la amigdalina, curiosamente patentado en Estados Unidos que comparte la misma formulación de la amigdalina natural. En los estudios clínicos que se llevaron a cabo en pacientes oncológicos un alto porcentaje ofrecieron resultados positivos, pero aún así las autoridades sanitarias no lo reconocen.

El Laetrile sintético está prohibido en USA, pero se puede comprar en México y otros países. En cuanto a la Amigdalina natural, pueden conseguirse las pepitas en tiendas naturistas y extractos o consumirse directamente como suplemento preventivo en los frutos que lo contienen, pues cuando las pepitas se consumen unidas con los frutos, las enzimas naturales refuerzan la acción de la rodanasa, que impide la liberación de cianuro en las células y tejidos sanos, que como apuntamos anteriormente no se encuentra presente en las células cancerígenas.

La vitamina B17, es en realidad un glucósido, no una vitamina. La podemos encontrar también en las semillas de la mayoría de otras frutas no cítricas, incluyendo manzanas, melocotones, cerezas, ciruelas y ciruelas pasas, con una concentración del 2 a 3 por ciento. Los huesos de albaricoque y las semillas de manzana pueden almacenar alrededor de 500 miligramos de vitamina B17 por cada 100 gramos.

Existen muchos tipos de bayas que contienen vitamina B17, tales como fresas, arándanos, moras, grosellas, frambuesas o bayas del saúco.

Composición:

Una porción de 1/4 taza de semillas de albaricoque contiene 160 calorías, con 130 calorías por cada 14 gramos de grasa, aunque sólo 1 gramo es de grasas saturadas. Están libres de colesterol, con cantidades insignificantes de sodio o de potasio.

Una porción de semillas de albaricoque tiene 7 gramos de hidratos de carbono con 2 gramos en forma de azúcares y 5 gramos de fibra dietética. Una sola porción de los huesos del albaricoque contiene 7 gramos de proteína. Aunque no son una fuente importante de la mayoría de vitaminas o minerales, hay 4 miligramos de vitamina E por ración de 100 gramos de aceite de semilla.

100 gramos de brotes de bambú contienen alrededor de 500 miligramos de vitamina B17. Los brotes y las fuentes de hoja verde como la alfalfa, espinacas y eucalipto, contienen aproximadamente 100 miligramos de vitamina B17 por cada 100 gramos.

Las habas y garbanzos tienen entre 100 y 500 miligramos de B17, y otras legumbres son las lentejas y los guisantes verdes. También está en la yuca, anacardos y mijo.

Se encuentra en venta libre en Méjico y Canadá.

Usos culinarios:

El contenido nutricional y la toxicidad de las semillas de albaricoque varían según la variedad. Algunas semillas de albaricoque son de sabor dulce y bajas en cianuro. Las semillas de almendra amarga contienen niveles más altos de cianuro. La etiqueta del producto debe indicar si las semillas de albaricoque se consideran dulces o amargas. Hay que esperar un sabor ligeramente amargo, incluso a partir de semillas de albaricoque dulces.

Romper el hueso del albaricoque con un martillo y se come la almendra que está dentro. No abrirlo más de una hora antes de tomarlo porque pierde las propiedades.

Propiedades terapéuticas:

Piel

El aceite de albaricoque es uno de los aceites que tiene un contenido de lípidos similar a los de la piel. Cuando el contenido de lípidos de la piel se vuelve demasiado bajo, los resultados son una piel irritada y seca, y la aplicación tópica de aceite de albaricoque ayuda a calmar y curar esto.

El aceite permite la penetración más rápida, lo que promueve una curación acelerada y una nutrición de la piel irritada o agrietada sin dejar residuos. También es beneficioso para aliviar el picor y la irritación de la piel en el eccema. Ayuda a prevenir y reducir al mínimo la aparición de arrugas.

Cuando se utiliza aceite de albaricoque por vía tópica, se puede mezclar con diferentes aceites esenciales, incluyendo la lavanda, manzanilla, rosa, lila, jazmín y ylang-ylang para crear un aceite de masaje suave y agradable.

Cáncer:

Los estudios son contradictorios y, en cualquier caso, se recomienda tomarla antes de la quimioterapia.

Precauciones:

El cianuro se produce naturalmente en las semillas de albaricoque y frutas relacionadas, incluyendo cerezas, melocotones y almendras. La cantidad de cianuro por semilla de albaricoque varía en función de su tamaño y variedad, pero en promedio, una semilla de albaricoque contiene 0,5 miligramos de cianuro. La dosis letal de cianuro es de entre 0,5 miligramos a 3,5 miligramos por kg de peso corporal, dependiendo de factores como la edad y la salud del hígado. O sea, una persona de 70 kilos de peso tendría que comer unas 140-400 semillas de albaricoque en una sola toma para intoxicarse.

Se compone de dos unidades de glucosa, una unidad de benzaldehído y una de cianuro, estrechamente ligadas. Al estar ligadas dentro de la molécula de B17, estas dos últimas se vuelven totalmente inertes y sin efecto sobre los tejidos vivos. Al estar en presencia de tejidos sanos donde abunda la enzima rodanasa, ésta neutraliza al cianuro y lo transforma en subproductos que generan nutrientes benéficos para el organismo; a la vez, oxida el benzaldehído y lo convierte en un compuesto no tóxico: el ácido benzoico.

Cada tres días descansar un día. Duración: dos o tres semanas, o más si necesario.

Consideraciones:

En 1952, un bioquímico llamado Dr. Ernst Krebb, Jr. en San Francisco, dijo que el cáncer era una reacción metabólica a una dieta pobre, y un nutriente que falta en la dieta del hombre moderno podría ser la clave para superar el cáncer. Su investigación condujo a un compuesto que se encuentra en más de 1200 plantas comestibles en toda la naturaleza. Ese compuesto es amigdalina, que se encuentra con la mayor concentración y las enzimas necesarias en granos de semillas de albaricoque. Una tribu primitiva, la Hunzas, se sabe que consumían grandes cantidades de semillas de albaricoque y no hubo incidencia de cáncer en ellos en absoluto, nunca. Claro que también llevaban una vida saludable.

La Amigdalina es un nitrioloside que es difícil de clasificar ya que está en los alimentos.

Como nitrioloside, la amigdalina se asemejaba a las estructuras del complejo B, así que el Dr. Krebb la llamó B17, ya que para entonces se había aislado 16 tipos de vitaminas del complejo B.

El Dr. Krebb se inyectó laetrile y luego en animales de laboratorio para asegurar que no habría efectos secundarios tóxicos, concluyendo que sería eficaz en el tratamiento del cáncer.

La amigdalina contiene cuatro sustancias. Dos de ellas son la glucosa; una es benzaldyhide, y otro es el cianuro. El cianuro y el benzaldyhide son venenos si son liberados como moléculas puras y no consolidadas en el marco de otras formaciones moleculares. Muchos alimentos que contienen cianuro son seguros debido a que el cianuro permanece unido y bloqueado como parte de otra molécula y por lo tanto no puede causar daño.

Hay incluso una enzima en las células normales para atrapar cualquier molécula de cianuro libre y para convertirlas en inocuas, combinándolas con azufre. Esa enzima es la rodanasa, que cataliza la reacción y se une cualquier cianuro libre de azufre. Mediante la unión del cianuro con azufre, se convierte en un cianato, que es una sustancia neutra. A continuación, se pasa fácilmente a través de la orina sin causar ningún daño a las células normales.

Pero las células del cáncer no son normales. Contienen una enzima que otras células no comparten, la beta-glucosidasa. Esta enzima, prácticamente en exclusiva en las células cancerosas, es considerada como la "enzima abierta" para las moléculas de amigdalina. Se libera tanto el benzaldyhide y el cianuro, creando una sinergia tóxica más allá de su suma no combinada. Esto hace que la enzima beta-glucosidasa de la célula cancerosas entren en apoptosis y se destruyan.

Amigdalina o laetrile en conjunción con las enzimas de protección en las células sanas y las enzimas de desbloqueo, sean capaces de destruir las células cancerosas sin poner en peligro las células sanas. La quimioterapia, por otro lado, mata una gran cantidad de otras células y disminuye el sistema inmunológico, mientras que mata una cantidad indeterminada de células cancerosas, lo que obliga a las supervivientes a emigrar a otras zonas (metástasis).

Sin embargo, para alguien con cáncer, se necesita una cantidad considerable de consumo diario B17 para permitir que la amigdalina llegue a las células cancerosas con beta-glucosidasa. Esto se debe a algunas de las moléculas de amigdalina serán neutralizadas por las células normales que contienen rodanesa.

Algunos terapeutas utilizan tabletas de vitamina B15 y enzimas digestivas como la papaína de la papaya y la bromelaína de la piña.

Usted puede pensar que el hecho de que la B17 esté prohibida en algunos países es síntoma de su peligrosidad, pero mire la industria farmacéutica y verá porqué se defienden con estas prohibiciones. El hueso del albaricoque no es patentable, así que cualquier lo puede comercializar libremente, no hay exclusivas.

También puede pensar que la presencia de cianuro puede ser peligrosa, pero repase los efectos secundarios de la quimioterapia y ya tiene su respuesta.

SEMILLAS DE AMAPOLA

Papaver rhoeas

La planta de amapola es una hierba bienal del Mediterráneo oriental, originaria de Asia Menor perteneciente a la familia Papaveráceas, en el género Papaver. El nombre científico de la adormidera es Papaver somniferum.

Los antiguos egipcios eran conscientes de que se podían cosechar semillas de amapola de la cabeza del fruto de la adormidera. A través de los comerciantes árabes, el cultivo de opio se extendió a Persia, Jorasán antigua, y la India. Hoy en día, las semillas de amapola es un cultivo comercial bien establecido en muchas partes del mundo, incluyendo la República Checa, Alemania,

Turquía, Francia, India, y la región de Europa del Este.

Esta planta herbácea de las papaveráceas que puede alcanzar los 70 cm. de altura. Está recubierta de pelusa áspera, tiene hojas radiales opuestas, y las flores de largo pecíolo son de color rojo intenso con algo de castaño en la base. El fruto es una cápsula que contiene gran número de pequeñas semillas.

Requiere pleno sol y suelo fértil para florecer. Dependiendo de su variedad, lila, flores azules, rojas o blancas, aparecen durante la primavera en largos pedúnculos que posteriormente se convierten en frutos de formas globulares u ovaladas (cápsulas de semillas).

Cada cabeza del fruto de la adormidera (cápsula) mide aproximadamente 4-6 cm de longitud y 3-4 cm de diámetro, y contiene numerosos fríjoles en forma de semillas diminutas, que en el movimiento se agitan dentro de cápsulas secas. Las semillas de amapola pueden ser de color gris claro a gris oscuro, negro o azul dependiendo del tipo de cultivo.

Se recolecta entre marzo y mayo, justo antes de la siega.

Composición:

Mucílagos, antocianos, readina y alcaloides isoquinoléicos.

Las semillas son excelentes fuentes de vitaminas fuente del complejo B como la tiamina, ácido pantoténico, piridoxina, riboflavina, niacina, y ácido fólico. Muchas de estas funciones son como cofactores en el metabolismo especialmente de las grasas y carbohidratos.

Contienen buenos niveles de minerales como el hierro, cobre, calcio, potasio, manganeso, zinc y magnesio. El cobre se utiliza en la producción de células rojas de la sangre. El zinc es un cofactor en muchas enzimas que regulan el crecimiento y el desarrollo, la generación de esperma, la digestión y la síntesis de ácido nucleico. El potasio es un componente importante de los fluidos celulares y del cuerpo que ayuda a controlar la frecuencia cardíaca y la presión arterial. El manganeso es utilizado por el cuerpo como un co-factor para la enzima antioxidante, superóxido dismutasa (SOD).

También contienen muy pequeños niveles de alcaloides del opio, como la morfina, la tebaína, codeína, papaverina etc. Cuando se consume en los alimentos, estos compuestos producen un efecto mínimo sobre el sistema nervioso humano. Por el contrario, estos productos químicos pueden tener algunos efectos beneficiosos en el cuerpo humano para calmar la irritabilidad nerviosa y actuar como analgésicos. Sus extractos se han utilizados en la preparación de jarabes para la tos, expectorantes, etc.

Propiedades medicinales:

Somnífera, antitusígena y emoliente, se emplea para combatir el insomnio, la tos irritativa, el asma y la tosferina. Mejora la ansiedad y los espasmos gástricos.

Externamente las flores se emplean en conjuntivitis y blefaritis.

El sabor aromático a nuez de las semillas se debe a que contiene muchos ácidos grasos y aceites volátiles esenciales, que comprenden alrededor del 50% del peso neto. Son especialmente ricas en ácidos oleico y linoleico. El ácido oleico, un ácido graso monoinsaturado, ayuda a disminuir el colesterol LDL y aumenta el HDL en la sangre. Los estudios de investigación sugieren que la dieta mediterránea, que es rica en ácidos grasos monoinsaturados, ayuda a prevenir la enfermedad de las arterias coronarias y accidentes cerebrovasculares, favoreciendo el perfil saludable de lípidos en la sangre.

Las semillas de amapola en su cáscara externa, son una buena fuente de fibra dietética y 100 g de semillas crudas proporcionan 19,5 g ó 51% de los niveles diarios recomendados (RDA) de fibra. Gran parte de esta fibra es metabólicamente inerte, lo que ayuda a aumentar la absorción de agua por el tracto digestivo, aliviando así problemas de estreñimiento.

Además, la fibra dietética se une a las sales biliares (un producto de colesterol) y disminuye su re-absorción en el colon. Por lo tanto, ayuda a una mayor disminución en los niveles de colesterol en la sangre.

Toxicidad:

No contiene el opio de la adormidera, aunque es algo venenosa a dosis altas. Su grado de toxicidad es bajo, salvo los frutos que no se deben tomar por su contenido en alcaloides.

Los deportistas tienen que tener en cuenta que pueden dar falso positivo cuando se consumen alimentos que contienen semillas de amapola para sustancias prohibidas opiáceas como la morfina, codeína, etc.

Usos culinarios:

Las semillas de amapola son nutritivas y oleaginosas, son utilizadas como condimento en la cocina. Aunque están obtenidas de los frutos secos de la planta de amapola (adormidera), no poseen los efectos secundarios siniestros de otros productos vegetales extraídos de la amapola.

Su sabor aumenta por el tostado en una sartén y el calor moderado. En la fritura liberan suaves aceites esenciales aromáticos y mejoran la textura crujiente.

Se utilizan ya sea en forma de semillas enteras, planta o pasta y tostadas en panes, pescados y mariscos.

En la India y Pakistán, donde sus semillas son populares como "khus khus", se fríen con suavidad y se muelen en un mezclador para preparar pasta fina que se añade entonces a los guisos.

En el sur de India, la leche de semilla de amapola se utiliza para preparar una receta dulce popular llamada payasam kuskus con leche añadida, leche de coco, cardamomo, pasas y azúcar.

En Europa central, sobre todo en Austria y Hungría, las semillas se utilizan para elaborar un plato de pasta dulce conocido como Strudel y Germknödel.

Las semillas son ampliamente utilizadas en productos de confitería como relleno, pan, panecillos, panes dulces, galletas y pasteles.

Son ricas en grasas poliinsaturadas, por lo que son vulnerables a la oxidación y volverse rancias. Hay que guardarlas en lugar fresco y seco, oscuro, en envases herméticamente cerrados en los que se mantendrán frescas durante un máximo de seis meses.

SEMILLAS DE CALABAZA

Cucurbita

Las semillas de calabaza -también conocidas como pepitas-semillas verdes- son planas y oscuras. Algunas están encerradas en una cáscara de color amarillo-blanco, aunque algunas variedades de calabazas producen semillas sin cáscara. Tienen una textura masticable maleable y un sutilmente dulce, sabor a nuez.

Las calabazas asadas son probablemente mejor conocidas por su papel como un regalo de Halloween. Estas semillas son tan deliciosas y nutritivas, que se pueden disfrutar durante todo el año. En muchos mercados, las pepitas están disponibles crudas y sin cáscara, asadas y peladas, tostadas y descascarilladas.

Al igual que el melón, la sandía y el pepino, la calabaza pertenece la familia de las cucurbitáceas. Dentro de esta familia, el género Cucurbita contiene todas las calabazas Cucurbita pepo, Cucurbita maxima, Cucurbita moschata, y Cucurbita mixta.

Las calabazas y sus semillas son nativas de las Américas, y las especies indígenas se encuentran en América del Norte, América del Sur y América Central. La palabra "pepita" proviene de México, donde la frase española "pepita de calabaza" significa "pequeña semilla de calabaza."

Las semillas de calabaza son un alimento apreciado entre muchas tribus de nativos americanos, por sus propiedades dietéticas y medicinales. En América del Sur, la popularidad de las semillas de calabaza se ha remontado a las culturas azteca de 1300 a 1500 d.C. A partir de las

Américas, la popularidad de las semillas de calabaza se extendió al resto del mundo a través del comercio y la exploración durante muchos siglos. En algunas partes de Europa del Este y el Mediterráneo (especialmente Grecia), las semillas de calabaza se convirtieron en una parte estándar de la cocina, y las tradiciones culinarias y médicas en la India y otras partes de Asia, también incorporaron este alimento en un lugar de importancia.

En la actualidad, China produce más calabazas y semillas de calabaza que cualquier otro país. India, Rusia, Ucrania, México y los EE.UU. también son grandes productores de semillas de calabaza y la calabaza entera. En los EE.UU., Illinois, es el mayor productor de calabazas, seguido por California, Ohio, Pennsylvania, Michigan y Nueva York. Sin embargo, las calabazas se cultivan comercialmente en prácticamente todos los Estados Unidos.

Las semillas de calabaza están generalmente disponibles en envases preenvasados, así como en recipientes a granel. Ya sea que las compre a granel o envasadas en un recipiente, asegúrese de que no hay evidencia de humedad o daños por insectos y que no están arrugadas.

Las semillas de calabaza se deben almacenar en un recipiente hermético en el refrigerador. Si bien pueden permanecer comestibles durante varios meses, parecen perder su frescura después de aproximadamente uno a dos meses.

Composición:

Las semillas de calabaza contienen una amplia variedad de fitonutrientes antioxidantes, incluyendo el hidroxibenzoico, ácidos fenólicos, cafeico, cumárico, ferúlico, sinápico, protocatéquico, vanillico, y ácido siríngico, También fitoesteroles, entre ellos el beta-sitosterol, sitostanol y avenasterol. Son una muy buena fuente de fósforo, magnesio, manganeso y cobre, de zinc y hierro, además de proteínas.

Son la única semilla alcalina en este mundo de dietas altamente ácidas.

100 gramos de semillas sobre una base diaria proporcionan un 54 por ciento de las necesidades diarias en términos de proteínas, con alta cantidad del aminoácido L-triptófano.

Vitaminas B: tiamina, riboflavina, niacina, ácido pantoténico, vitamina B-6, ácido fólico.

Sobre el zinc

Las semillas de calabaza durante mucho tiempo han sido valoradas como fuente del mineral zinc, y la Organización Mundial de la Salud recomienda su consumo como una buena manera de obtener este nutriente. Si desea maximizar la cantidad de zinc que se va a obtener a partir de las semillas de calabaza, se recomienda que se tenga en cuenta que si están o no descascarilladas (la cáscara es también llamada la capa o cáscara de la semilla). Aunque los estudios recientes han demostrado que existe poco zinc en el depósito propiamente dicho, hay una capa muy fina directamente debajo de la piel llamada endospermo, y que a menudo se presiona en contra de la concha. El zinc se concentra especialmente en este endospermo. Debido a que puede ser difícil de separar el endospermo de la cáscara, comer la calabaza entera con cáscara y todo se asegurará de que todas las porciones de zinc se consumirán.

Asadas enteras, las semillas de calabaza sin cáscara contienen aproximadamente 10 miligramos de zinc y cuando se emplean tostadas (que a menudo se hace referencia a granos de semillas de calabaza), contienen alrededor de 7-8 miligramos. Así que, aunque la diferencia no es muy grande, y a pesar de que los granos de semillas siguen siendo una buena fuente de zinc, si desea aumentar su ingesta de zinc deberá consumir la versión sin cáscara.

Sobre la vitamina E

Aunque las semillas de calabaza no son una fuente alta de vitamina E en forma de alfa-tocoferol, estudios recientes han demostrado que nos proporcionan la vitamina E en una amplia diversidad de formas. Cualquier cantidad fija de esta vitamina, es probable que nos proporcione más beneficios para la salud que si la compramos en pastillas. En el caso de las semillas de calabaza, la vitamina E se encuentra en las siguientes formas: alfa-tocoferol, gamma-tocoferol, delta-tocoferol, alfa-tocomonoenol, y gamma-tocomonoenol. Estas dos últimas formas, que recientemente se han descubierto en las semillas de calabaza, proporcionan beneficios para la salud, incluyendo los efectos antioxidantes, y son un tema de interés actual en la investigación de la vitamina E, ya que su biodisponibilidad podría ser mayor que otras formas de vitamina E. El resultado final es que el contenido de vitamina E de estas semillas, nos puede traer más beneficios para la salud que otras formas de vitamina E que se encuentran en otros alimentos.

Usos culinarios:

Se recomienda un tiempo de cocción de no más de 15-20 minutos para asar en casa. Esta recomendación se basa en que en un nuevo estudio se identificaron 20 minutos como tiempo límite para los cambios en las grasas de las semillas. En este estudio, las semillas se tostaron en un horno de microondas durante distintos períodos de tiempo, y pocos cambios se produjeron en menos de 20 minutos. Sin embargo, cuando las semillas se tostaron durante más de 20 minutos, se determinaron una serie de cambios no deseados en la estructura de la grasa.

Primero quitar las semillas de la cavidad interior de la calabaza, y luego hay que limpiarlas con una toalla de papel si es necesario para eliminar el exceso de pasta que puede quedar pegada. Difundirlas de manera uniforme en una bolsa de papel y dejar que se sequen durante la noche.

Coloque las semillas (ya sea las que se hayan extraído de la calabaza o las que hayan comprado en la tienda), en una sola capa sobre una bandeja de horno y áselas en un horno de 75 ° C durante 15-20 minutos.

Añadir las semillas de calabaza con salteado de verduras saludables.

Moler las semillas de calabaza con hojas frescas de ajo, perejil y cilantro. Mezclar con el aceite de oliva y jugo de limón para hacer un aderezo de ensalada.

Añadir las semillas de calabaza picadas al cereal caliente o frío.

Añadir las semillas de calabaza a su avena, galletas de pasas o una receta de granola.

La próxima vez que haga hamburguesas, ya sea a partir de vegetales, pavo o carne de res, añada semillas de calabaza.

Propiedades medicinales:

Antioxidante

La diversidad de antioxidantes en las semillas de calabaza las hace únicas. También contiene minerales antioxidantes como el zinc y el manganeso, así como ácidos fenólicos hidroxibenzoico, cafeico, ferúlico, cumárico, sinápico, protocatéquico, vanillico y ácido siríngico. Otros incluyen lignanos, pinoresinol, medioresinol, y lariciresinol.

Esta mezcla diversa proporciona propiedades que no se encuentran ampliamente en los alimentos. Por ejemplo, se conoce la enzima lipoxigenasa pro-oxidante (LOX) que es inhibida por los extractos de semillas de calabaza, probablemente por la diversidad única de antioxidantes.

Soporte mineral

Las plantas que tienen una estrecha relación con la tierra a menudo son fuentes especiales de nutrientes minerales, y la calabaza (y sus semillas) no son una excepción.

Diabetes

Estudios recientes en animales de laboratorio han demostrado la capacidad de las semillas de calabaza, extractos de semillas de calabaza y aceite de semilla de calabaza, para mejorar la regulación de la insulina en animales diabéticos y para evitar algunas de las consecuencias no deseadas de la diabetes sobre la función renal.

Antimicrobiano

Posee efectos anti-microbianos, anti-hongos y anti-virales. Los lignanos (incluyendo pinoresinol, medioresinol, y lariciresinol) también se ha demostrado que tienen propiedades antimicrobianas, y especialmente anti-virales y activan una molécula de mensajería llamada interferón gamma (IFN-gamma).

Cáncer

Dado que el estrés oxidativo se sabe que juega un papel en el desarrollo de algunos tipos de cáncer, se ha encontrado alguna evidencia preliminar en la disminución del riesgo de cáncer en asociación con el consumo de semilla de calabaza. Sólo el cáncer de mama y el cáncer de próstata parecen haber recibido mucha atención en el mundo de la investigación en relación con la ingesta de semillas de calabaza, y gran parte de la atención se ha limitado al contenido de lignanos de las semillas de calabaza.

Hiperplasia prostática benigna (BPH)

Los extractos y aceites de semillas de calabaza han sido utilizados en el tratamiento de la hiperplasia prostática benigna (HPB), un problema de salud que implica el aumento no canceroso de la glándula prostática, y que comúnmente afecta a los hombres de mediana edad y de edad avanzada. En los estudios estadounidenses han relacionado diferentes nutrientes en las semillas de calabaza a sus efectos beneficiosos sobre la HPB, incluyendo sus fitosteroles, lignanos, y zinc. Entre estos grupos, la investigación sobre los fitoesteroles es el más fuerte, y se centra en tres fitoesteroles que se encuentran en las semillas de calabaza: beta-sitosterol, sitostanol y avenasterol. Los fitosteroles campesterol, estigmasterol, campestanol y también se han encontrado en las semillas de calabaza en algunos estudios.

Ayudan a prevenir la formación de cálculos renales de oxalato de calcio.

Lucha contra los parásitos, especialmente la tenia o solitaria.

SEMILLAS DEL CÁÑAMO

Cannabis sativa

De la misma especie que la marihuana, sin embargo, sólo posee pequeñas cantidades de THC, el compuesto que causa los efectos psicoactivos de la marihuana.

Se pueden consumir crudas, cocidas o asadas.

Composición:

Las semillas de cáñamo son excepcionalmente nutritivas y ricas en grasas saludables, proteínas y minerales diversos.

Tienen un sabor suave, de nuez y se refieren a menudo como los corazones de cáñamo. Contienen más del 30% de grasa, siendo excepcionalmente ricas en dos ácidos grasos esenciales, el ácido linoleico (omega-6) y el ácido alfa-linolénico (omega-3). También contienen ácido gamma-linolénico, que se ha relacionado con varios beneficios para la salud y que está presente igualmente en la onagra.

Tiene una relación ideal de 3:1 de omega-6 linoleico y ácido Omega-3 ácido linolénico –para la salud cardiovascular y el fortalecimiento general del sistema inmune

Es la mayor fuente botánica en la naturaleza de ácidos grasos esenciales, en más cantidad que la linaza o cualquier otro aceite de nuez o semilla. La fuente más rica conocida de ácidos grasos poliinsaturados esenciales.

El 25% de su composición son proteínas de alta calidad.

Posee 20 aminoácidos, incluyendo los 9 aminoácidos esenciales (AAE) que nuestro cuerpo no puede producir.

Son también una gran fuente de vitamina E y minerales como el fósforo, potasio, sodio, magnesio, azufre, calcio, hierro y zinc.

Es una fuente superior de proteína vegetariana considerada fácilmente digerible y biodisponible.

Fuente rica de fitonutrientes, el elemento protector de las plantas, con beneficios protectores de la inmunidad, sangre, tejidos, células, piel, órganos y mitocondrias.

Según la industria de los cultivadores de cáñamo, el cáñamo industrial producido para alimento, combustible y fibras naturales, no contiene prácticamente ningún THC (menos de 0.3%) o delta-9-tetrahidrocannabinol.

De hecho, cuando el cáñamo se transforma en aceite de semillas de cáñamo y leche de semillas de cáñamo, por ejemplo, se reduce aún más la cantidad de THC en el cáñamo. Y, sin embargo, todavía hay un estigma debido a la idea desde hace mucho tiempo mantenida que el cáñamo y la marihuana son una misma cosa. Por eso el cáñamo es clasificado con la marihuana como parte de la Ley de Sustancias Controladas de 1970 y por tanto es ilegal cultivarlo en los Estados Unidos.

Propiedades terapéuticas:

Pueden reducir el riesgo de enfermedad cardíaca, la principal causa de muerte en todo el mundo. En ese sentido, sus efectos beneficiosos se deben a que contienen altas cantidades del aminoácido arginina, que se utiliza para producir óxido nítrico en el cuerpo, una molécula de gas que hace que los vasos sanguíneos se dilaten y relajen, lo que lleva a bajar la presión sanguínea y un menor riesgo de enfermedades del corazón.

En un gran estudio con más de 13.000 personas, el aumento de la ingesta de arginina estaba vinculado con una disminución de los niveles de proteína C-reactiva (CRP), un marcador inflamatorio relacionado con las enfermedades del corazón.

El ácido gamma-linolénico que se encuentra en las semillas de cáñamo también se ha relacionado con la reducción de la inflamación, lo que puede disminuir el riesgo de enfermedades como las cardiopatías. Además, estudios en animales han demostrado que las semillas de cáñamo o aceite de semilla de cáñamo pueden reducir la presión arterial, disminuir el riesgo de formación de coágulos de sangre y ayudar al corazón a recuperarse después de un ataque al corazón.

Trastornos de la piel

Los ácidos grasos pueden afectar a la respuesta inmune en el cuerpo y esto puede tener algo que ver con el equilibrio de los ácidos grasos omega 6 y 3, que se encuentran en las semillas en una proporción de 3:1 de ácidos grasos omega-6 y omega-3, que se considera el rango óptimo.

Los estudios han demostrado que la administración de este aceite a las personas con eccema puede mejorar los niveles en sangre de ácidos grasos esenciales y así aliviar la sequedad de la piel, mejorar la picazón y reducir la necesidad de medicación.

Proteínas vegetales

Alrededor del 25% de las calorías en las semillas de cáñamo provienen de las proteínas, que es relativamente alta. De hecho, en peso, proporcionan cantidades de proteínas similares a la carne de res y de cordero. 30 gramos de semillas o 2-3 cucharadas, proporcionan aproximadamente 11 gramos de proteína.

Se les considera una proteína completa, lo que significa que proporcionan todos los aminoácidos esenciales. Estos aminoácidos no se producen en el cuerpo y deben ser conseguidos en la dieta.

Las fuentes de proteínas completas son muy raras en el reino vegetal, pues las plantas a menudo carecen del aminoácido lisina. La quinoa es otro ejemplo de una fuente de proteína completa.

También contienen cantidades significativas de los aminoácidos metionina y cisteína, así como niveles muy altos de arginina y ácido glutámico.

La digestibilidad de la proteína de cáñamo también es muy buena -mejor que la proteína de muchos granos, nueces y legumbres.

Síntomas de la menopausia

Las semillas de cáñamo pueden reducir los síntomas del síndrome premenstrual y la menopausia. Hasta un 80% de mujeres en edad reproductiva pueden sufrir de síntomas físicos o emocionales causados por el síndrome premenstrual (SPM). Estos síntomas son muy probablemente causados por la sensibilidad a la hormona prolactina.

El ácido gamma-linoleico (GLA), que se encuentra en las semillas de cáñamo, produce prostaglandina E1, lo que reduce los efectos de la prolactina.

En un estudio de mujeres con SPM, aportando un gramo de ácidos grasos esenciales (incluyendo 210 mg de GLA) por día, dio como resultado una disminución significativa en los síntomas.

Otros estudios han demostrado que el aceite de onagra, que es rico en GLA, puede ser muy eficaz en la reducción de los síntomas de las mujeres que han fracasado con otras terapias del síndrome premenstrual.

Se redujo el dolor de mamas, la depresión, la irritabilidad y la retención de líquidos asociada con el síndrome premenstrual.

Debido a que las semillas de cáñamo son ricas en GLA, varios estudios han indicado que también pueden ayudar a reducir los síntomas de la menopausia.

Exactamente cómo funciona esto es desconocido, pero se ha sugerido que el GLA puede ayudar a regular los desequilibrios hormonales y la inflamación asociados con la menopausia.

Digestión

La fibra es una parte esencial de la dieta y se vincula con una mejor salud digestiva y estas semillas contienen fibra soluble (20%) e insoluble (80%).

Son una valiosa fuente de nutrientes para las bacterias beneficiosas del aparato digestivo, y también puede reducir los picos de azúcar en la sangre y regular los niveles de colesterol.

La fibra insoluble agrega volumen a la materia fecal y puede ayudar a que los alimentos y los residuos pasen a través del intestino. El consumo de fibra insoluble también se ha relacionado con un menor riesgo de diabetes.

Sin embargo, las semillas de cáñamo sin cáscara (también conocidas como los corazones de cáñamo) contienen muy poca fibra, debido a que la cáscara rica en fibra se ha eliminado.

Conclusiones

Aunque las semillas de cáñamo no han sido populares hasta hace poco, son un viejo alimento básico y las personas se están dando cuenta de su excelente valor nutricional, pues son muy ricas en grasas saludables, proteínas de alta calidad y varios minerales, con un alto porcentaje de proteínas simples que fortalecen la inmunidad y nos defienden de las toxinas.

Sin embargo, las cáscaras de las semillas pueden contener trazas de THC (<0,3%), el compuesto activo de la marihuana. Las personas que han sido adictas al cannabis pueden querer evitar su consumo en cualquier forma.

Pero, y en general, son increíblemente saludables. Podrían ser uno de los pocos súper alimentos realmente dignos de esta reputación.

Comer semillas de cáñamo en cualquier forma podría ayudar, si no es que curar, a las personas que sufren de enfermedades de inmunodeficiencia. Esta conclusión es apoyada por el hecho de que las semillas de cáñamo han sido utilizadas para tratar las deficiencias nutricionales causadas por la tuberculosis, una severa enfermedad nutricional de bloqueo que hace que el cuerpo se atrofie.

La mejor manera de asegurar que el cuerpo tenga suficiente material de aminoácidos para hacer las globulinas, es comer alimentos con alto contenido en proteínas de globulina. Dado que la proteína de la semilla de cáñamo es 65% de globulinaedistin, y que también incluye cantidades de albúmina, la proteína es fácilmente disponible en una forma muy similar a la encontrada en el plasma sanguíneo.

Comer semillas de cáñamo le da al cuerpo todos los aminoácidos esenciales necesarios para el mantenimiento de la salud, y proporciona las clases necesarias y las cantidades de aminoácidos que el cuerpo necesita para fabricar globulinas séricas de albúmina humana y suero, como las gammaglobulinas que mejoran el sistema inmune.

SEMILLAS DE COMINO

Cuminum cyminum

Planta anual y espigada de 25 cm. de altura con flores blancas y rosas, que pertenece a la familia de las Umbelíferas y alcanza los 50 cm. de altura. De hojas finas, produce unos frutos que se forman al final de los radios de las umbelas, con las costillas erizadas de pelos ásperos.

Se multiplica por semillas en regiones cálidas y solamente necesita un suelo permeable.

En macetas se siembra a una temperatura de 16° no poniendo más de tres semillas en el mismo tiesto. Se riega en tiempo seco y en otoño se cogen los tallos floridos y se cuelgan en un desván cálido.

Las semillas de comino se asemejan a las semillas de alcaravea, siendo de forma oblonga, surcadas longitudinalmente, y de color amarillo-marrón. Esto no es sorprendente ya que tanto el comino y alcaravea, así como el perejil y el eneldo, pertenecen a la misma familia de plantas (umbelíferas).

El comino se menciona en la Biblia no sólo como condimento para sopa y pan, sino también como moneda utilizada para pagar los diezmos a los sacerdotes.

La popularidad de comino se debió en parte al hecho de que su sabor picante era un reemplazo viable para la pimienta negra, que era muy cara y difícil de conseguir. También por sus propiedades cosméticas, especialmente para inducir una tez pálida.

Con el tiempo se convirtió en un símbolo de la frugalidad y la codicia en la antigua Roma. Tanto Marco Aurelio como Antonino Pío, emperadores con reputación por su avaricia, se les dio apodos que incluían referencias al comino.

Durante la Edad Media en Europa, fue una de las especies más comunes que se utilizaron y fue reconocida como un símbolo de amor y fidelidad, usándose para fortificar el amor en ciertas tradiciones árabes en la que se hacía una pasta de comino molido, pimienta y miel con propiedades afrodisíacas.

Composición:

Flavonoides y esencia, hierro, manganeso, cobre, calcio, magnesio, vitamina B1, fósforo.

Usos culinarios:

Las semillas de comino y el comino en polvo deben mantenerse en un recipiente de vidrio herméticamente cerrado en un lugar fresco, seco y oscuro. Si está molido se mantendrá durante unos seis meses, mientras que las semillas enteras se mantendrán frescas durante aproximadamente un año.

A pesar de que esta pequeña semilla se ve bastante modesta, su sabor sirve para dar un sabor a nuez y es más agradable junto con pimienta. Tiene un papel importante en la cocina del Este de la India y Oriente, donde es un componente clave del curry en polvo.

Supone una sabrosa combinación que se puede utilizar en las verduras, pollo y platos de pescado.

Hacer una taza de té poniendo las semillas en agua hirviendo y luego dejarlas reposar durante 8-10 minutos.

Como el sabor de comino es un gran complemento para el sabor delicioso de las leguminosas como lentejas, garbanzos y frijoles negros, añadir esta especia en la preparación de una receta con estos alimentos.

Incorpórelas al arroz para darle un sabroso color marrón claro y mézclelas con albaricoques secos y almendras.

Propiedades medicinales:

Digestivo, carminativo, galactógeno. Se emplea con éxito en la prevención de la aerofagia. Tiene la propiedad de evitar que se forme gas intestinal, por lo que su efecto es mayor tomado durante las comidas, incluso mezclado con ellas, especialmente en las legumbres.

Estimula la lactancia, provoca la menstruación y la diuresis y ayuda a expulsar parásitos intestinales.

Las cataplasmas calientes alivian las orquitis.

Digestión

La investigación ha demostrado que el comino puede estimular la secreción de enzimas pancreáticas, compuestos necesarios para una buena digestión y asimilación de nutrientes.

Prevención del cáncer

En un estudio, el comino se demostró proteger en los animales de laboratorio el desarrollo de tumores de estómago o el hígado. Este efecto protector contra el cáncer puede ser debido a los radicales libres, así como a la capacidad que ha demostrado por mejorar las enzimas de desintoxicación del hígado.

Energía

Su riqueza en hierro, componente integral de la hemoglobina, que transporta oxígeno desde los pulmones a todas las células del cuerpo, es parte de los sistemas de enzimas clave para la producción de energía y el metabolismo. Además, el hierro es fundamental para mantener el sistema inmunológico saludable, especialmente importante para las mujeres que menstrúan, que pierden hierro durante la menstruación cada mes.

Es útil para los trastornos digestivos e incluso como antiséptico. Las propias semillas son ricas en hierro y ayudan a aumentar la energía del hígado.

También ayuda a aliviar los síntomas del resfriado común. Si tiene dolor de garganta, añada un poco de jengibre seco al agua de comino, para ayudar a calmarlo.

El jugo de comino es un gran tónico para el cuerpo, incluso si no se tiene una enfermedad específica. Se dice que aumenta el calor en el cuerpo haciendo así más eficiente el metabolismo.

También se considera una potente hierba para los riñones y el hígado, que puede ayudar a estimular el sistema inmunológico.

Se cree que las semillas de comino negro pueden tratar el asma y la artritis.

SEMILLAS DE CHÍA

Salvia hispanica

Las semillas de chía son diminutas semillas negras que están relacionados con la menta. Crecen de forma nativa en América del Sur y constituyeron un alimento importante para los aztecas y los mayas en su día.

Son muy apreciadas por su capacidad de proporcionar energía de larga duración y la propia traducción de "chía" –fuerza- de origen maya, ya nos indica esta propiedad. Pero a pesar de su historia antigua como un elemento básico en la dieta, solamente recientemente han sido reconocidas como un súper alimento.

Composición:

2,5 veces más proteína que los frijoles

3 veces la capacidad antioxidante de los arándanos

3 veces más hierro que las espinacas

6 veces más calcio que la leche

7 veces más vitamina C que las naranjas

8 veces más omega-3 que el salmón

10 veces más fibra que el arroz

15 veces más magnesio que el brócoli

Usos culinarios:

Con un sabor suave a nuez y aunque pueden ser fácilmente añadidas a la mayoría de los platos como guarnición, es mejor masticar las semillas, para evitar que se pierdan nutrientes como los omega-3. Su digestión y asimilación son muy fáciles y la mejor manera de acceder a sus vitaminas y minerales es bien sea molidas o en remojo.

Remojo

Parece que hay un gran debate en cuanto a si se necesitan poner las semillas de chía en remojo antes de comerlas. Obviamente, no le hará daño comerlas directamente, pero es mejor ponerlas en remojo, pues así liberarán los inhibidores de la enzima que se utilizan para proteger la semilla. Uno de ellos, hace que sean mucho más fáciles de digerir, y dos, el organismo puede entonces tener acceso a los nutrientes densos que hay dentro. De cualquier manera, no dejan de ser una excelente fuente de nutrición, sea cual sea la preparación.

Para ponerlas en remojo, simplemente se mezclan en una proporción de 1 de chía por 10 de agua. Eso es alrededor de 1,5 cucharadas de semillas de chía en una taza de agua. No tiene que ser exacto, pero hay que procurar que se forme un gel y que no sea demasiado acuoso. A continuación, dejar que repose durante unos 30 minutos a 2 horas.

Dado que las semillas de chía pueden contener hasta 12 veces su peso en agua, son adecuadas para prevenir la deshidratación. Sin embargo, si decide no remojarlas, sepa que absorberán el agua durante la digestión, así que asegúrese de beber mucha agua durante todo el día para mantener su cuerpo hidratado.

Otra opción es moler las semillas de chía en un molinillo de café para romper la dura cáscara exterior antes de comerlas. Cuando queden pulverizadas, la harina se puede utilizar en la mayoría de las recetas sin gluten. Como son ricas en Omega-3, una vez molidas es importante que las guarde en un recipiente de vidrio sellado en el refrigerador o el congelador.

A diferencia de las semillas de lino, no es necesario moler las semillas de chía para acceder a sus nutrientes. Se pueden comer al completo y aún así obtener su energía.

Propiedades terapéuticas:

El consumo de las semillas de chía podría ayudar a reducir el dolor en las articulaciones, a perder peso, proporcionar energía y proteger contra enfermedades graves como la diabetes y enfermedades del corazón.

Las semillas están libres de gluten.

El consumo de las semillas de chía puede aumentar los niveles en sangre de ácidos grasos de cadena larga omega-3 –EPA- en un 30%, según un nuevo estudio de la Universidad Estatal de los Apalaches y la Universidad de Carolina del Norte. Son, pues, una fuente de ácido alfa-linolénico (ALA), un tipo de ácido graso omega-3 de cadena corta, mientras que el pescado es una fuente de ácidos grasos de cadena larga, los ácidos eicosapentaenoico (EPA) y docosahexaenoico (DHA).

Si bien la investigación ha relacionado el consumo creciente de EPA y DHA para la salud del corazón, la función cerebral mejorada y otros posibles beneficios para la salud, tales como la mejora en la depresión o la artritis reumatoide, los estudios sugieren finalmente que el ALA puede producir beneficios asociados con el corazón y la protección del hígado.

Al ser ricas en ácido linoleico, ayudan al cuerpo a absorber las vitaminas liposolubles A, D, E y K.

Piel y envejecimiento

Investigadores de México han descubierto que las semillas de chía tenían una concentración de fenoles totales naturales (antioxidantes) casi dos veces mayor que la publicada, y se demostró actividad antioxidante para detener hasta el 70% de la actividad de los radicales libres. Esencialmente, se demuestra que son una de las mayores riquezas de la naturaleza en antioxidantes, los cuales aceleran los sistemas de reparación de la piel y prevenir más daños, pudiendo prevenir el envejecimiento prematuro de la piel debido al daño de los radicales libres y la inflamación.

Salud digestiva

Poseen alta riqueza en fibra de buena calidad, y una porción puede proporcionar la ingesta de fibra recomendada para el día, de acuerdo con la American Dietetic Association.

La fibra es esencial para mejorar la capacidad del cuerpo para equilibrar los niveles de insulina y según el Instituto Nacional de Salud, estas semillas pueden ser un equilibrador natural de azúcar en la sangre debido a su alto contenido en fibra y grasas saludables.

Al ser alta en fibra dietética, ayuda a promover la regularidad intestinal y unas heces adecuadas. El contenido de fibra también ayuda a las personas a que se sientan más saciadas, ya que absorben una cantidad considerable de agua e inmediatamente se expande en el estómago cuando se come. Esto puede explicar por qué los estudios clínicos han demostrado que frena el hambre y suprime el apetito, que también puede conducir a la pérdida de peso.

También cuando se consume, crean una sustancia gelatinosa en el estómago. Esta acción de formación de gel se debe a que la fibra soluble pueden funcionar como un prebiótico en el intestino.

Salud del corazón

La capacidad de las semillas de chía para revertir las inflamaciones, regular el colesterol y la presión arterial, es muy beneficiosa para la salud del corazón. Además, mediante la inversión del estrés oxidativo, se tienen menos probabilidades de desarrollar aterosclerosis.

Diabetes

Debido a que las semillas de chía son ricas en ácido alfa-linolénico y fibra, los investigadores de la Universidad del Litoral en Argentina se propusieron determinar cómo las semillas de chía pueden ayudar a prevenir los trastornos metabólicos como la dislipidemia (exceso de grasa en la sangre) y la resistencia a la insulina, que son dos factores en el desarrollo de la diabetes.

Los resultados fueron sorprendentes: durante el primer examen, se demostró que los animales que comían semillas de chía no tenían dislipidemia ni resistencia a la insulina. De hecho, los niveles sanguíneos de estas ratas no cambiaron en absoluto a pesar de tener el 65% de su dieta compuesta de azúcar durante 3 semanas.

Durante el segundo examen, las ratas diabéticas que fueron alimentadas con semillas de chía más un reductor de la insulina durante dos meses, se recuperaron totalmente de sus condiciones. Los investigadores también descubrieron que la adición a la dieta de semillas de chía, también reducía el tejido adiposo visceral, un tejido que afecta el metabolismo del cuerpo y es un componente de la obesidad.

Energía

Un estudio reciente publicado concluyó que el consumo de semillas de chía mejora el rendimiento del ejercicio en los entrenamientos hasta casi 90 minutos, de la misma manera que lo hacen las bebidas deportivas cargadas de azúcar.

Huesos más fuertes

Las semillas de chía tienen un 18% de la cantidad diaria recomendada de calcio, así como boro, que es otro nutriente esencial para la salud ósea porque ayuda a metabolizar el calcio, magnesio, manganeso y fósforo para un crecimiento saludable de los huesos y músculos.

Cáncer

Recientemente, en 2013, el Diario de Química Molecular encontró que el ALA limita el crecimiento de células de cáncer en mama y cánceres de cuello uterino. También encontraron que causa la muerte celular de las células cancerosas sin dañar las células sanas normales.

En pocas palabras, según un artículo publicado sobre ensayos clínicos recientes:

"El estudio en animales y humanos muestra su eficacia para las alergias, angina de pecho, la mejora del rendimiento deportivo, el cáncer, la enfermedad cardíaca coronaria (CHD), los ataques al corazón, trastornos endocrinos, hiperlipidemia, hipertensión, accidentes cerebrovasculares, y vasodilatación. Cierta evidencia también sugiere efecto anticoagulante, antioxidante y efectos antivirales.

Efectos secundarios:

Hay pocos efectos secundarios asociados con las semillas de chía, aunque hay algunas investigaciones contradictorias sobre el efecto en el cáncer de próstata. Un estudio realizado con ALA y el cáncer de próstata mostró que este ácido graso podría aumentar el riesgo de cáncer de próstata, pero otro estudio posterior demostró lo contrario.

De vez en cuando algunas personas pueden experimentar molestias en el estómago cuando se consumen las semillas de chía, especialmente en grandes cantidades, debido al alto contenido de fibra. Al igual que con cualquier alimento, hay que comerlas con moderación y siempre beber mucha agua a menos que las hayamos puesto previamente en remojo.

SEMILLAS DE GIRASOL

Helianthus annuus

El girasol es una planta erecta, perteneciente a la familia de las Asteraceae, del género Helianthus. Es originaria de América Oriente desde donde se extendió a todo el mundo a través de los exploradores europeos. Hoy en día, Rusia, China, EE.UU. y Argentina, son los principales productores de cultivos de girasol.

Prospera bien en suelo húmedo, con buen drenaje calcáreo. Prefiere buena luz solar y las variedades cultivadas llevan una única gran flor en la parte superior. A diferencia de este tipo, la planta de girasol salvaje exhibe múltiples ramas cada una con su propia flor individual.

Esta planta herbácea que se cultiva como planta oleaginosa y forrajera en todo el mundo, en la parte inferior del tallo se cubre de grandes hojas y posteriormente se forma en su extremo una cabezuela compuesta de lígulas amarillas y de flores tubulares de color marrón.

La cabeza de girasol se compone de dos tipos de flores. Mientras que su perímetro se compone de grandes pétalos de color amarillo, el disco central posee numerosas flores fértiles diminutas dispuestas en verticilos concéntricos, que posteriormente se convierten en aquenios (semillas comestibles).

Las semillas de girasol tienen alrededor de 6 mm a 10 mm de longitud y forma cónica con superficie lisa. Su capa exterior negra encierra un solo núcleo comestible dentro. Cada cabeza de girasol puede ocupar varios cientos de semillas oleaginosas comestibles.

Cuando las semillas están maduras hay que quitarle la cabeza y obtener las pipas frotando suavemente con la mano. De cada planta podremos obtener medio kilo de semillas.

Composición:

Fitosterina, quercetina, betaína, colina, antocianos, fósforo y calcio en las flores.

Calcio, hierro, manganeso, zinc, magnesio, selenio y cobre. Acido linoleico, oleico, palmítico, esteárico, lecitina y ácido cafeico en las semillas.

Contienen compuestos de polifenol como el ácido clorogénico y ácido quínico.

Son una fuente de vitamina E, aproximadamente 35,17 g por 100 g.

Son una de las mejores fuentes de vitaminas del grupo B, tales como la niacina, ácido fólico, tiamina, piridoxina, ácido pantoténico y riboflavina.

100 g de almendras contienen 227 mg de ácido fólico, que es aproximadamente el 37% de la ingesta diaria recomendada. El ácido fólico es esencial para la síntesis del ADN.

El 52% de los niveles requeridos diarios de niacina son proporcionados por tan sólo 100 g de semillas. La niacina ayuda a reducir los niveles de colesterol LDL en la sangre. Además, aumenta la actividad de GABA en el cerebro, que a su vez ayuda a reducir la ansiedad y neurosis.

Usos culinarios:

Dado que las semillas de girasol tienen un alto contenido de grasa y son propensas a la rancidez, lo mejor es guardarlas en un recipiente hermético en el refrigerador. También se pueden almacenar en el congelador, puesto que la temperatura fría no afectará en gran medida su textura o sabor. Nos referimos a las semillas no tostadas.

Si desea quitar las cáscaras de las semillas de girasol, hay maneras más fáciles de quitar la cáscara que con la mano, lo que requiere una gran cantidad de diligencia y tiempo. La forma más rápida es molerlas en un molino de semillas y luego colocarlas en agua fría, donde las conchas flotarán en la parte superior y pueden ser apartadas con una espumadera.

Quienes no tengan este molinillo, deben poner una pequeña cantidad de semillas en el cuenco de una batidora eléctrica, pulsando el mezclador dentro y fuera un par de veces durante unos segundos cada vez, hasta que las conchas se separan pero no se trituran. A continuación, las semillas se sumergen en agua fría. Sin embargo, las semillas de girasol sin cáscara son abundantes en las tiendas, por lo que no hay necesidad de pasar por esa molestia.

En la actualidad, las semillas de girasol se utilizan principalmente para elaborar aceite de cocina. También para confitería, y como alimento para aves.

Tostadas y saladas, se pueden disfrutar como una merienda saludable.

Añaden textura crujiente a las ensaladas.

Espolvorear las semillas de girasol en platos de arroz frito o salteado de verduras como guarnición.

Las semillas se pueden recubrir con chocolate, escarchadas, o añadirse en pasteles, magdalenas, a las ensaladas, cazuelas o productos horneados.

En Alemania y en otras regiones de Europa Central, la harina de las semillas se utiliza en la fabricación de pan negro.

La mantequilla de semillas de girasol, que se vende como Sunbutter, es una alternativa adecuada en personas con alergia al maní.

Sus cabezuelas pueden contener más de mil semillas, las cuales, tostadas, pueden constituir un excelente café o chocolate.

Propiedades terapéuticas:

Combate la fiebre de cualquier origen, baja el colesterol y elimina los parásitos intestinales. Se emplea como alimento ocasional, aunque no por ello sus semillas dejan de tener importantes efectos terapéuticos, especialmente para bajar las cifras altas de colesterol gracias a su gran cantidad de ácidos grasos esenciales. Las hojas y flores en infusión bajan la fiebre en las enfermedades de vías respiratorias, en la malaria y disgregan las concentraciones de pus. Calman la tos, son antiinflamatorias, diuréticas y en uso externo se puede emplear su aceite para casos de reumatismo, esguinces y torceduras.

Además, el ácido clorogénico ayuda a reducir los niveles de azúcar en la sangre mediante la limitación de la degradación del glucógeno en el hígado.

Vitamina E

Por su contenido en vitamina E tiene importantes efectos antiinflamatorios que resultan en la reducción de los síntomas en el asma, la osteoartritis, y la artritis reumatoide. La vitamina E también se ha demostrado que reduce el riesgo de cáncer de colon, ayuda a disminuir la severidad y la frecuencia de los sofocos en las mujeres que atraviesan la menopausia, y a reducir la aparición de complicaciones diabéticas.

Además, la vitamina E juega un papel importante en la prevención de la enfermedad cardiovascular y ayuda a prevenir la oxidación de los radicales libres de colesterol y reducir significativamente el riesgo de desarrollar aterosclerosis.

Fitosteroles

Los fitosteroles son compuestos que se encuentran en las plantas que tienen una estructura química muy similar a la del colesterol, y cuando está presente en la dieta en cantidades suficientes, se cree que reduce los niveles sanguíneos de colesterol.

Magnesio

Calma los nervios, músculos y vasos sanguíneos. Numerosos estudios han demostrado que el magnesio ayuda a reducir la gravedad del asma, reduce la presión arterial alta y previene dolores de cabeza tipo migraña, así como reduce el riesgo de ataque cardíaco y accidente cerebrovascular.

El magnesio también es necesario para la salud de los huesos y la producción de energía. Alrededor de dos tercios del magnesio en el cuerpo humano se encuentra en los huesos.

El magnesio contrarresta el calcio, lo que ayuda a regular los nervios y el tono muscular. En muchas células nerviosas, sirve como antagonista del calcio, evitando que el calcio se precipite en la célula nerviosa, irritando los nervios. Mediante el bloqueo de la entrada de calcio, el magnesio mantiene los nervios (y los vasos sanguíneos y los músculos) relajados. La carencia de magnesio puede, por lo tanto, contribuir a la hipertensión arterial.

Selenio

La evidencia acumulada a partir de estudios prospectivos y ensayos de intervención y estudios, ha sugerido una fuerte correlación inversa entre la ingesta de selenio y la incidencia de cáncer. El selenio se ha demostrado que induce la reparación del ADN y la síntesis en las células dañadas, inhibiendo la proliferación de células cancerosas, e induciendo a la apoptosis.

El selenio se incorpora en el sitio activo de muchas proteínas, incluyendo la glutatión peroxidasa, que es particularmente importante para la protección contra el cáncer.

Toxicidad:

No se han descrito alergias a estas semillas, aunque pueden estar contraindicadas en lumbalgias.

SEMILLAS DE GRANADA

Punica granatum

El granado es un pequeño árbol frutal caducifolio de la familia Lythraceae, y cuyo fruto es la granada. Crece en los ribazos, cunetas y setos, a nivel del mar hasta los 1100 m. Florece de abril a junio.

Es originario de la región que abarca desde Irán hasta el norte de los Himalayas en India, y fue cultivado y naturalizado en toda la región del Mediterráneo desde la antigüedad. Ha sido muy apreciado en las zonas desérticas, ya que está protegido de la desecación por su piel gruesa y coriácea, lo que permitía que las caravanas pudieran transportar su fruta a grandes distancias, conservando sus apreciadas cualidades. Testimonios de su consumo se recogen en todos los documentos antiguos y sabemos del cultivo desde hace al menos 5000 años en Asia occidental y en el Norte de África; se plantaba en los jardines de Babilonia y se encuentra esculpido en los bajorrelieves egipcios.

También lo encontramos ahora por Sudamérica, Sudáfrica y Australia, así como en la Península Ibérica, Islas Baleares y Canarias.

Composición:

Las granadas son una fuente rica de antioxidantes.

Son especialmente ricas en polifenoles, contiene taninos, antocianinas y ácido elágico, con mayor actividad antioxidante que el té verde y el vino tinto.

Sus semillas comestibles dentro de jugosos sacos, son ricas en vitamina C y potasio, y es bajas en calorías (80 por porción, que es algo menos de un tercio de una fruta mediana), y una buena fuente de fibra.

Las semillas de la granada constituyen pues, un alimento bajo en calorías y rico en antioxidantes. Según el U.S. Department of Agriculture, una porción de ½ taza contiene 72 calorías, junto con 8,9 miligramos de vitamina C. El mismo tamaño de la porción también contiene 205 miligramos de potasio y algo de grasas monoinsaturadas, así como ácidos grasos poliinsaturados. Sólo las semillas contienen fibra.

Su composición por 100 gramos es: Carbohidratos 18.7g, azúcares 13.67, fibra alimentaria 4 g, grasas 1,17 g, proteínas 1,67 g, vitaminas B1, B2, B3, ácido pantoténico, vitamina

B6, ácido fólico, vitamina C, vitamina E, calcio, hierro, magnesio, manganeso, fósforo, potasio, sodio, zinc.

Propiedades medicinales:

En palabras simples, el jugo de granada bombea el nivel de oxígeno en la sangre. Los antioxidantes combaten los radicales libres y previenen los coágulos de sangre. Esto a la larga ayuda a que la sangre fluya libremente en el cuerpo, a su vez mejorando los niveles de oxígeno en la sangre.

Las propiedades antioxidantes de la granada previenen el colesterol de baja densidad que se une a las lipoproteínas oxidativas.

En esencia, esto significa que las granadas previenen el endurecimiento de las paredes de las arterias por exceso de grasa, dejando libre las arterias de grasa y bombeándolas con antioxidantes.

En experimentos de laboratorio, el jugo de granada reduce significativamente la progresión de la aterosclerosis, al menos el 30 por ciento, según el Dr. Claudio Napoli, profesor de medicina y patología clínica en la Facultad de Medicina de la Universidad de Nápoles, en Italia.

Los beneficios de salud de la granada alcanzan a los huesos, y pueden reducir el daño en el cartílago para los afectados por la artritis.

Tiene la capacidad de disminuir la inflamación y combatir las enzimas que destruyen el cartílago.

Antioxidante

Los elagitaninos y las antocianidinas son las principales moléculas que contribuyen a la actividad antioxidante de la granada.

El extracto de la piel (cáscara) de granada tiene mayor capacidad antioxidante y de inhibición de la oxidación de LDL que el extracto de pulpa.

Antiinflamatoria

Además de reducir la inflamación, también reduce la oxidación de las proteínas y los lípidos.

Colesterol

Los polifenoles de la granada pueden reducir la lipemia postprandial estos es, el incremento de lipoproteínas ricas en triglicéridos después de comer. Cuando este material se acumula en la pared arterial junto con el colesterol, produce la aterogénesis y la progresión de la enfermedad coronaria.

Diabetes

La mezcla de extracto de granada, extracto de té verde y vitamina C, tiene efectos beneficiosos sobre el estrés oxidativo y la peroxidación lipídica (cuyos productos finales pueden ser carcinogénicos) en los pacientes con diabetes tipo 2.

Obesidad

La administración de zumo de granada durante 1 mes detiene la evolución natural de aumento de peso y de la adiposidad.

Metabólicamente, la granada induce la producción de la enzima parooxonasa PON-1 aumentando la liberación de la insulina pancreática y reduciendo la resistencia a la insulina relacionada con la obesidad y la diabetes tipo II.

Arterias

Reduce el grosor de las zonas íntima-media de la carótida hasta en un 30%. Además, reduce el LDL oxidado (responsable de la aterogénesis) en un 90%, y reduce la presión arterial sistólica en un 21% durante el primer año, así como la peroxidación de los lípidos en el suero hasta un 16% después de 3 años.

Hipertensión arterial

El jugo de granada disminuye desde un 5% hasta un 20% la presión arterial sistólica, y en un 36% la angiotensina en los pacientes hipertensos.

Corazón

La granada induce la producción de las enzimas antioxidantes paraoxonasas, que forman parte del colesterol HDL y del LDL. Además, mejora la función endotelial en el endocardio.

Función endotelial

Aumenta la producción de óxido nítrico y lo protege de la destrucción oxidativa facilitando el funcionamiento de las células endoteliales, que recubren las paredes arteriales. El óxido nítrico es el responsable de la relajación del músculo liso que permite incrementar el flujo de sangre a través de arterias y venas y, de esta forma, mejorar la salud cardiovascular.

Aterosclerosis

Tiene propiedades anti aterogénicas muy potentes y mejora la aterosclerosis en el 25% de los pacientes.

Refuerza la inmunidad innata y reduce la morbilidad de los pacientes en hemodiálisis.

La ingestión de aceite de semilla de granada durante 4 semanas en sujetos hiperlipidémicos también tiene efectos favorables en el perfil lipídico.

Cáncer de mama

Tiene capacidad antiangiogénica (la capacidad que tienen los tumores para expandirse mediante la producción de vasos sanguíneos) sobre las células de cáncer de mama.

Los estrógenos estimulan la proliferación del cáncer de mama. La responsable es la enzima aromatasa que convierte los andrógenos en estrógenos y tiene un papel clave en la carcinogénesis. Diferentes componentes de la granada y entre ellos la urolitina, es eficaz en la inhibición de la aromatasa.

Cáncer de próstata

Las semillas causan la muerte de las células resistentes a las hormonas en el cáncer de próstata y aumenta notablemente la adherencia, reduciendo la migración de las células que no mueren. Sus componentes aislados como la luteolina, el ácido elágico y el punícico, también podrían ser más eficaces contra el cáncer de próstata y otros cánceres.

Mejora de la piel

Engruesa la epidermis disminuyendo los signos externos del envejecimiento, atenuando anormalidades indeseables de la piel, y nutre a los fibroblastos de la piel produciendo más colágeno y elastina.

Mejora el embarazo y protege al feto

Reduce el estrés oxidativo placentario "in vivo" e "in vitro", al tiempo que limita los estímulos inducidos por la muerte de los trofoblastos (las células que proporcionan nutrientes al embrión) humanos en cultivo. El consumo durante el embarazo limita la lesión placentaria y confiere protección para el feto.

Mejora el síndrome metabólico

Mejora la función endotelial en los adolescentes con síndrome metabólico.

Alzheimer

Los experimentos con animales acumulan el 50% menos del beta amiloide responsable de esa enfermedad.

Osteoartritis

Los experimentos "in vitro" han abierto la posibilidad de utilizarlo para el tratamiento de la osteoartritis.

Inhibe la entrada del virus del SIDA

Podría ser un inhibidor de uso tópico contra la entrada del virus del síndrome de inmunodeficiencia adquirida (SIDA).

Inhibe la oxidación del ADN

Las elagitaninas de la granada inhiben el daño oxidativo en el ADN.

Usos culinarios:

Si bien las semillas de granada son comestibles, no todo el mundo las aprecia. De hecho, es posible que muchas personas sólo busquen los jugos que envuelven las semillas. Las semillas de la granada están encerradas en pequeñas gotas, que parecen joyas de color rojo. La pulpa en el interior de los arilos es fresca y jugosa, y rodea las semillas blancas de la granada.

Cuando se corta la fruta, es posible que se piense que los arilos son las semillas, pero esto no es así. Los arilos, así como las semillas blancas, son lo único que se puede comer de la granada y es más fácil comer las semillas junto con los arilos, siendo completamente seguro masticar y tragar las semillas junto con los jugosos arilos. De hecho, es posible disfrutar de las distintas texturas.

La fruta se come fresca, grano a grano, apartando la corteza y las laminillas amargas (tastanas) que separan las celdas (lóculos) donde se encuentran. Es muy apreciada por los niños. Se puede utilizar para hacer sorbetes, bebidas, jarabes, y como ingrediente en platos cocinados.

Las granadas maduras presentan un color rojo o marrón profundo y las pequeñas normalmente están secas, leñosas, acres e incomibles. Cuanto más grande sea el fruto, la pulpa será más jugosa. La epidermis debe de estar bien lisa y brillante, exenta de marcas. Se dice que la fruta está madura cuando presionándola un poco emite un ruido metálico.

En la cocina libanesa, el jarabe de granadina, llamado dibs al'ruman, se confecciona a partir de las variedades ácidas que le dan un sabor dulce y ligeramente acidulado.

Su jarabe se utiliza en numerosos platos salados para darles un toque de acidez, tal como las mutabbal, berenjenas horneadas a la crema de sésamo o ajonjolí, el puré de berenjena horneada al ajo y la pizza libanesa con guarnición.

En la cocina del norte de la India, sus granos secos se utilizan como especia en los platos vegetarianos, a los que aportan un gusto agridulce.

La cocina iraní le reserva así mismo un lugar importante.

Es un ingrediente en el plato mexicano chiles en nogada, donde el color de los granos rojos contrasta con el color verde de los chiles rellenos y la salsa de nuez blanca, resultando un plato con los colores de la bandera nacional. En el occidente de Méjico se prepara una bebida a base de jugo de granada, llamada ponche de granada.

En la cocina coreana, se utilizan las semillas de la granada para hacer té, y las semillas se quedan dentro de la infusión y se consumen con ella.

SEMILLAS DE LINO

Linum usitatissimum

El lino se originó en algún lugar al este del Mediterráneo y al oeste de la India y se ha utilizado para hacer ropa desde los tiempos del antiguo Egipto. Las fibras largas, fuertes y flexibles del tallo de la planta crean un tejido suave y resistente que sólo se vuelve más suave y más brillante con la edad.

Comer semillas de lino para la salud es una idea relativamente nueva, pero los escandinavos han conocido sus beneficios durante años, y sus diminutas semillas, ricas en nutrientes, se hicieron populares a finales de 1990. Hasta entonces, la mayoría de las personas piensan que el lino solamente sirve para la fabricación de aceite de linaza y ropa de cama.

Botánica:

Ahora, gran parte de las semillas de lino envasadas que compramos se originan en China, que es el tercer mayor productor de lino en el mundo. La mayoría de estas semillas están modificadas genéticamente.

El lino requiere un suelo rico que drene bien y tenga un alto contenido de materia orgánica. También le gusta las noches frescas.

Composición:

Las semillas de lino son ricas en ácidos grasos omega-3, que son importantes para la salud general del cerebro, así como para la prevención de la pérdida de memoria y depresión.

Una porción de 3 cucharadas de semillas de lino posee tantos ácidos grasos omega-3, -6 y -9 como dos kilos de pescado.

Las semillas de lino son ricas en fibra: 3 cucharadas contiene la mitad del requerimiento diario.

Son ricas en proteínas, y contiene 10 gramos en cada porción de 3 cucharadas.

Usos culinarios:

La semilla de lino es un súper alimento, tan lleno de nutrientes y fibra que vale la pena incluir en la dieta todos los días. La harina de avena es su complemento para batidos verdes y frutales. Es delicioso rociarlas sobre el arroz, las patatas o el yogur, también.

Se pueden comprar enteras o molidas, pero para obtener la máxima nutrición, es importante moler las semillas de lino enteras antes de comerlas. Luego hay que mantenerlas refrigeradas para que los aceites no se vuelvan rancios. Para mantener su frescura durante un período de tiempo más largo, es bueno usar una batidora o un viejo molinillo de café para moler algunas porciones.

¿Lino marrón o lino dorado?

Al igual que cualquier otro alimento, la calidad y la frescura son lo realmente importante, aunque algunas variedades de lino son más ricas en nutrientes que otras.

Las semillas de lino dorado son visiblemente más grasas, y tienen un olor dulce y sabor a nuez. El lino marrón es ligero, suave y seco.

Usos terapéuticos:

Incluyendo las semillas de lino en la dieta podemos disminuir los niveles de colesterol y triglicéridos hasta en un 25 a 65 por ciento, especialmente en mujeres.

Comer semillas de lino al día estabiliza el azúcar en la sangre y puede reducir los efectos de la diabetes.

Son ricas en fibra soluble que transporta las toxinas del cuerpo, además de en lignanos, 800 veces más que cualquier alimento en la tierra, lo cual puede ayudar a combatir el cáncer de próstata, cáncer de ovario, cáncer de mama, la osteoporosis y las enfermedades cardiovasculares. Los lignanos también disminuyen la severidad de los sofocos en la menopausia y la disminución de la inflamación relacionada con enfermedades como la artritis y el lupus.

La fibra dietética a partir de semillas de lino suprime los incrementos en los niveles de lípidos en sangre después de una comida, modulan el apetito e investigadores de la Universidad de Copenhague señalan que ayudan a perder peso.

Hipócrates escribió acerca del uso de la linaza para el alivio de dolores abdominales, y el emperador francés Carlomagno favoreció tanto la semilla de lino que aprobó leyes que impulsaron su consumo.

Como resumen, los principales beneficios para la salud de las semillas de lino son debidos a su rico contenido de ácido alfa linolénico (ALA), fibra dietética y lignanos.

El ácido graso esencial ALA es un potente antiinflamatorio, disminuyendo la producción de agentes que promueven la inflamación, así como los niveles sanguíneos de la proteína C reactiva (PCR), un bio-marcador de la inflamación. A través de las acciones de la ALA y los lignanos, las semillas de linaza han demostrado que bloquean el crecimiento tumoral en animales y puede ayudar a reducir el riesgo de cáncer en seres humanos.

Los lignanos son fitoestrógenos, compuestos vegetales que tienen efectos similares al estrógeno y propiedades antioxidantes. Ayudan a estabilizar los niveles hormonales, lo que reduce los síntomas del síndrome premenstrual y la menopausia, y que podría reducir el riesgo de desarrollar cáncer de mama y de próstata.

La fibra de la linaza promueve la función intestinal saludable. Una cucharada de semillas de linaza entera contiene tanta fibra como la mitad de una taza de salvado de avena cocida. Fibras solubles de lino pueden reducir los niveles de colesterol en sangre, lo que ayuda a reducir el riesgo de ataque cardíaco y accidente cerebrovascular.

SEMILLAS DE QUINOA

Chenopodium quinoa

La Organización para la Alimentación y la Agricultura de las Naciones Unidas (FAO) declaró el año 2013 como "El Año Internacional de la Quinoa". Propuesto por el gobierno de Bolivia y recibiendo un fuerte apoyo de muchos países de América Central y del Sur, fue señalada como un alimento con "alto valor nutritivo," impresionante biodiversidad, y un papel importante que desempeñar en el logro de la seguridad alimentaria en todo el mundo.

La palabra "quinoa" se pronuncia "KEEN-wah" y proviene de la palabra española, quinoa, que a su vez proviene de la palabra "kinwa" o "Kinua" en el dialecto quechua.

La historia de la quinoa está claramente enraizada en América del Sur, en la región de los Andes que se divide actualmente entre los países de Argentina, Bolivia, Chile, Colombia, Ecuador y Perú. Junto con el maíz, fue una de las dos comidas principales del Imperio Inca que tuvo su inicio alrededor de 1200 a.D.

Ahora, la mayoría de la quinoa se consume en Estados Unidos, aunque todavía proviene de América del Sur. Perú sigue siendo el mayor productor comercial, y en 2010 la cosecha fue de 41.079 toneladas métricas. Los Rockies de Colorado han sido un lugar de especial interés para la producción de quinoa, y también se produce algo en los estados de California, Washington y Oregon.

El interés en la quinoa se ha extendido recientemente a India (incluyendo zonas de gran altitud del Himalaya), otras partes de Asia (incluido Japón), así como a África y parte de Europa.

Botánica:

La quinoa no es un cereal, sino más bien un miembro de la misma familia alimentaria que la espinaca, acelga y remolacha, aunque hay quien la denomina como un pseudo-cereal. Este término se utiliza normalmente para describir alimentos que no son hierbas, pero que se pueden moler fácilmente en harina.

Su uso data desde hace aproximadamente 3000 a.C, cuando se generalizó en las montañas de los Andes de América del Sur. Cerca de 250 diferentes variedades de quinoa ya estaban presentes en ese momento, demostrando que posee una tolerancia notable para diferentes condiciones de cultivo.

Es capaz de sobrevivir a grandes alturas, al aire y al frío, al sol caliente, agua salada o suelo arenoso, con poca lluvia y temperaturas bajo cero.

Composición:

Los investigadores han encontrado ciertos fitonutrientes antioxidantes en la quinoa, y dos flavonoides -quercetina y kaempferol-. De hecho, la concentración de estos dos flavonoides en la quinoa a veces puede ser mayor que su concentración en las bayas de del arándano rojo.

La lista de fitonutrientes antiinflamatorios incluye:

Polisacáridos como arabinanos y ramnogalacturonanos;

ácido hidroxicinámico y hidroxibenzoico;

saponinas incluyendo moléculas derivadas del ácido oleanólico, hederagenina y el ácido serjanico,

así como pequeñas cantidades de ácido graso omega-3 y ácido alfa-linolénico (ALA).

En comparación con cereales como el trigo, la quinoa es más alta en contenido de grasa y puede proporcionar valiosas cantidades de grasas saludables para el corazón como la grasa monoinsaturada, en forma de ácido oleico. Teniendo en cuenta este mayor contenido de grasa, los investigadores asumieron inicialmente que la quinoa sería más susceptible a la oxidación y el daño resultante en sus nutrientes. Sin embargo, estudios recientes han demostrado que la quinoa no se oxida tan rápidamente como era de esperar. Los procesos de ebullición, a fuego lento y la cocción al vapor, no parecen comprometer significativamente la calidad de sus ácidos grasos, permitiéndonos disfrutar de su textura y sabor cocinado mientras se mantiene este beneficio de nutrientes.

Los científicos de alimentos han encontrado gran variedad de antioxidantes, incluyendo varios miembros de la familia de la vitamina E como alfa-, beta-, gamma- y delta-tocoferol.

La mayoría de los granos se considera que son insuficientes como fuentes de proteínas totales porque carecen de cantidades adecuadas de los aminoácidos lisina e isoleucina. Por el contrario, la quinoa tiene cantidades significativamente mayores de lisina e isoleucina (especialmente lisina), y estas mayores cantidades permite que sea una fuente de proteína completa.

En términos de contenido de grasa, supera algunas de las deficiencias de la mayoría de los granos. Puesto que se necesitan 350 calorías de trigo para proveer 1 gramo de grasa, no se considera a este cereal como una fuente óptima de grasas esenciales o grasas monoinsaturadas saludables para el corazón (como el ácido oleico). Por el contrario, sólo se necesitan 63 calorías en la quinoa para proveer 1 gramo de grasa. Alrededor del 28% de los ácidos grasos de la quinoa se presentan en forma de ácido oleico, una grasa monoinsaturada saludable para el corazón, y alrededor del 5% se presentan en forma de ácido alfa-linolénico o ALA y ácido graso omega-3.

Ni la quinoa, ni ningún grano son calificados como buenas fuentes de vitamina E. Sin embargo, la quinoa contiene cantidades significativas de ciertos tocoferoles (vitamina E), en gran medida ausentes de la mayoría de los granos. Por ejemplo, una taza de quinoa proporciona 2,2 miligramos de gamma-tocoferol, una forma de vitamina E que ha sido más estrechamente asociada con ciertos beneficios anti-inflamatorios. También es también una buena fuente de nutrientes RDA como el ácido fólico, zinc y fósforo en contraste con el trigo integral, que no puede clasificarse como una buena fuente.

Las hojas de la planta son valoradas por sus pigmentos, así como por antioxidantes como ferúlico, cumárico, hidroxibenzoico y ácido vanillico.

Aplicaciones terapéuticas:

Beneficios antiinflamatorios

En la lista de alimentos antiinflamatorios se incluyen los ácidos fenólicos (incluyendo ácido hidroxicinámico y hidroxibenzoico), miembros de la familia de la vitamina E y polisacáridos de la pared celular como arabinanos y ramnogalacturonanos.

Algo más controvertido en esta lista de nutrientes antiinflamatorios son las saponinas que se encuentran en la quinoa. De sabor amargo, son unos fitonutrientes solubles en agua que se encuentran en la capa de revestimiento exterior de la semilla. Más específicamente, las saponinas que se encuentran se derivan de la hederagenina, ácido oleanólico, ácido fitolaccagénico, y ácido serjanico, con propiedades tanto antiinflamatorias como antioxidantes. Sin embargo, el remojo, la cocción y la molienda pueden reducir su presencia, y, en general, esta reducida presencia suele ser considerada como algo bueno, ya que hace que la quinoa sea más sabrosa. La conclusión es que la lista de nutrientes antiinflamatorios en la quinoa sigue siendo impresionante.

Otros beneficios

Hay estudios a gran escala sobre el consumo de la quinoa y el riesgo de diabetes tipo 2 o el riesgo de enfermedad cardiovascular. Con respecto a la diabetes tipo 2, la quinoa tiene demasiadas cosas en común con otros alimentos conocidos por reducir el riesgo. Por ejemplo, su contenido en fibra y proteína, macronutrientes clave para la regulación del azúcar en la sangre. También proporciona una calidad de proteína excepcional, incluso en comparación con los granos enteros consumidos comúnmente. La ingesta de una cantidad alta de proteína y fibra son dos elementos esenciales en la dieta para la regulación del azúcar en la sangre.

Los estudios en animales han demostrado la capacidad de la quinoa para bajar el colesterol total y ayudar a mantener los niveles de colesterol HDL. La protección de este tipo proporcionaría también un menor riesgo de muchas enfermedades cardiovasculares, incluyendo la aterosclerosis.

Los antioxidantes y fitonutrientes antiinflamatorios también hace que sea un candidato probable para la reducción del riesgo de cáncer en los seres humanos. Dados los resultados preliminares en animales relacionados con el tracto digestivo, la reducción del riesgo de cáncer de colon puede llegar a ser un área de interés especial.

Otro posible beneficio consiste en la disminución del riesgo de alergia, en especial para las personas que tienen reacciones adversas a ciertos granos y buscan alternativas prácticas. Varias organizaciones públicas han recomendado la quinoa como un sustituto del trigo cuando se requiere la evitación de este grano que contiene gluten. El bajo potencial de alergia a la quinoa, junto con su relativamente alta digestibilidad, también ha hecho que sea un alimento de especial interés en la dieta de los niños.

Precauciones

No es un alimento comúnmente alergénico y no se sabe que contenga cantidades mensurables de purinas.

Uso culinario:

Se puede comer de la misma manera como grano o en forma de harina. Todas las partes de la planta se pueden comer, incluyendo no sólo las semillas que compramos en la tienda, sino también cuando ha sido secada y molida en harina, así como las hojas y tallos.

El tipo más común que se encuentra en las tiendas tiene un color blanco, pero la quinoa roja y negra está cada vez más disponible. Hay que guardarla en un recipiente hermético que se mantendrá durante un período de tiempo más largo, aproximadamente de tres a seis meses, si se almacena en el refrigerador.

Las hojas saben igual que los quenopodios, a saber, espinaca, acelga y remolacha, mientras que las semillas de quinoa cocida son suaves y cremosas, pero al mismo tiempo ligeramente crujientes. También pueden a veces tener un increíble aspecto translúcido. El sabor de las semillas cocidas es delicado y parecido a las nueces.

Consejos para preparar la quinoa

Los métodos de procesamiento utilizados en la molienda comercial de la quinoa por lo general eliminan la mayor parte de las saponinas que se encuentran en la capa externa de las semillas. Debido a que son en gran parte responsables de su sabor amargo, muchas personas optan por enjuagar y frotar las semillas después de la compra para eliminar cualquier sabor amargo que pueda permanecer. Un método eficaz de hacerlo es colocar las semillas en un colador de malla fina y enjuagar con agua fría sobre la quinoa, mientras se frotan suavemente en las manos. Una vez finalizado este proceso, se pueden degustar unas pocas semillas para determinar si se mantiene el sabor amargo. Si lo hace, sólo tiene que continuar con este proceso de enjuague y frotar hasta que ya no tenga sabor amargo.

Para cocinar la quinoa, añadir una parte del grano y dos partes de líquido en una cacerola. Después se lleva a ebullición, reducir el fuego y cubrir. Una taza de quinoa cocida con este método por lo general tarda 15 minutos en prepararse. Cuando la cocción se haya completado, los granos se han quedado traslúcidos, y el germen blanco se ha desprendido parcialmente, que aparece como una cola blanca en espiral. Si desea que tenga sabor a nuez, se puede secar antes de la cocción, colocándola en una sartén a fuego medio-bajo removiendo constantemente durante cinco minutos.

La quinoa es un alimento perfecto para incluir en una dieta libre de gluten, ya que no sólo carece de gluten, sino que ni siquiera pertenece a la misma familia de plantas como el trigo, la avena, la cebada, el centeno.

Algunos estudios también muestran que la harina tiene una digestibilidad mayor de lo esperado.

Puede combinar la quinoa cocida enfriada con judías pintas, semillas de calabaza, cebollín y cilantro. También puede añadirla en su receta de pasta favorita.

Los germinados se pueden utilizar en ensaladas y sándwiches al igual que los brotes de alfalfa.

Añadir la quinoa a sus sopas de verduras favoritas.

La harina de quinoa se puede agregar a galletas.

SEMILLAS DE SÉSAMO

Sesamum indicum

Las semillas de sésamo se han cultivado en las regiones tropicales de todo el mundo desde tiempos prehistóricos, y según una leyenda asiria, cuando los dioses se reunieron para crear el mundo, bebían vino elaborado con semillas de sésamo.

Se cree que estas semillas se originaron en la India, según dicen leyendas hindúes. En estas leyendas, se cuenta que representan un símbolo de la inmortalidad. Desde la India, se introdujeron en todo el Oriente Medio, África y Asia.

Fueron uno de los primeros cultivos procesados por el petróleo, así como uno de los primeros condimentos. La adición a los productos horneados se remonta a los tiempos del antiguo Egipto, según se ve en una pintura antigua en una tumba que representa un panadero añadiendo las semillas a la masa de pan.

Fueron llevadas a América del Norte desde África durante el siglo XVII y actualmente, los mayores productores comerciales son la India, China y México.

Las semillas de sésamo podría ser el más antiguo condimento conocido por el hombre, siendo muy apreciadas por su aceite, que es excepcionalmente resistente a la rancidez.

Composición:

Contiene dos sustancias únicas: sesamina y sesamolina que pertenecen a un grupo de fibras beneficiosas especiales llamados lignanos.

Omega 3.

Minerales: Cobre, manganeso, calcio, magnesio, fósforo, hierro, zinc, molibdeno, selenio, vitamina B1 y fibra. Pero no solamente son una gran fuente de fibra, compatible con una función digestiva saludable, sino que su riqueza en nutrientes ayuda a prevenir las enfermedades y promover la salud en general.

Están llenas de proteínas de alta calidad, hasta un 20% de su peso, especialmente recomendables para quienes buscan las proteínas de origen vegetal en lugar de proteínas animales.

Propiedades terapéuticas:

Diabetes. El aceite de sésamo se ha demostrado que previene la diabetes, y también puede mejorar la glucosa en plasma en los diabéticos hipersensibles.

Su contenido en magnesio hace disminuir la presión arterial.

Ayuda a los niveles más bajos de colesterol, ya que contiene fitoesteroles que bloquean la producción de colesterol. El sésamo negro es especialmente rico en fitoesteroles.

Corrige el estreñimiento por su alto contenido de fibra.

Su contenido de zinc ayuda a producir colágeno, dando a la piel más elasticidad y a reparar los tejidos corporales dañados.

El uso regular de aceite de sésamo puede reducir el cáncer de piel.

Puede ayudar a la salud del corazón mediante la prevención de las lesiones ateroscleróticas por la presencia de antioxidantes y el compuesto antiinflamatorio conocido como sesamol.

La vitamina B1 (tiamina) y el aminoácido triptófano, son calmantes que ayudan a producir serotonina, lo que reduce el dolor, ayuda a los estados de ánimo y a dormir profundamente.

Son particularmente ricas en hierro, muy recomendables para las personas con anemia y debilidad.

Protege de los daños por radiación al ADN. El sesamol es el elemento clave.

Alivia la artritis por su contenido en cobre y fortalece los huesos, articulaciones y vasos sanguíneos.

Ayuda a proteger el impacto del alcohol sobre el hígado.

Previene las arrugas y el aceite de semilla de sésamo impide que los rayos ultravioletas dañinos del sol dañen la piel, previniendo la aparición de arrugas y la pigmentación excesiva.

Alienta a la salud ósea y previene la osteoporosis. Un puñado de semillas de sésamo contiene más calcio que un vaso de leche. El alto contenido en zinc del sésamo también aumenta la densidad mineral ósea.

Un masaje de aceite de sésamo en los bebés mejora el crecimiento y el sueño. Las erupciones en la piel de un bebé -especialmente cuando son producidas por el pañal- pueden ser evitadas con aceite de semilla de sésamo en la piel. Como beneficio adicional, también ayuda a revertir la piel seca.

En la medicina tradicional china, hay una relación entre el hígado y los ojos. El hígado envía sangre a los ojos para apoyar el funcionamiento y las semillas de sésamo negro son las mejores para esto.

El aceite se ha utilizado para la salud oral durante miles de años en el Ayurveda para reducir la placa dental, blanquear los dientes, y mejorar la salud en general.

El magnesio ayuda a prevenir trastornos respiratorios mediante la prevención de espasmos de las vías respiratorias y el asma.

Mantiene un cabello sano.

Efectos secundarios:

Reacciones alérgicas

A escala mundial, y especialmente en países como Canadá, Japón e Israel, los últimos 10 años se han caracterizado por un aumento de la prevalencia de alergia a la semilla de sésamo. Los investigadores creen que la aparición cada vez más común de alergia al sésamo puede estar relacionada con tres factores importantes: un factor es el uso cada vez más generalizado de los componentes del aceite de sésamo y las semillas en los alimentos y productos cosméticos. El aceite de sésamo se ha convertido en un componente cada vez más común en los aceites para la piel y de masaje, y también puede ser encontrado en productos para el cuidado del cabello, cosméticos, perfumes, jabones, aceites tópicos, y protectores solares. Quizá, y eso aún no lo sabemos, es la incompatibilidad de las sustancias que acompañan al sésamo en estos productos, y no el aceite en sí.

Dentro de la oferta de alimentos, puede encontrarse a menudo en las galletas, pastas, salsas y cremas para untar, hamburguesas de soja, el tempeh (soja fermentada), barras de granola, y otros alimentos. Tahini es una mantequilla hecha a partir de semillas de sésamo. El Gomasio es una sal basada en sésamo. Halvah es un postre dulce hecho a menudo con pasta de sésamo. En la etiqueta del producto, se debe sospechar la presencia de sésamo cada vez que vea cualquiera de las siguientes descripciones: sesamol, sesamolina, pasta de sésamo, tahina, aceite de sésamo, aceite de til, o benniseed.

Un segundo factor importante puede ser la reactividad cruzada, tal y como hemos advertido en los cosméticos. Aunque no es del todo concluyente, la investigación en esta área sugiere que las personas con alergia a los cacahuetes, nueces, avellanas o castañas, también pueden experimentar reacciones alérgicas a las semillas de sésamo. Esta respuesta alérgica es probable que incluya proteínas que se encuentran no sólo en las semillas de sésamo, sino también en los otros alimentos mencionados anteriormente. Alternativamente, la respuesta alérgica a las semillas de sésamo puede estar relacionada con proteínas como oleosinas (que son proteínas de almacenamiento que se encuentran en una amplia variedad de frutos secos y semillas).

Un factor importante final puede ser la contaminación relacionada con el procesamiento, en las instalaciones, por contacto accidental durante el almacenamiento y el transporte (por ejemplo, la rotación de nueces y semillas en los contenedores de almacenamiento a granel).

Los 8 tipos de alimentos clasificados como alérgenos principales son los siguientes: trigo, leche de vaca, huevos de gallina, pescado, mariscos crustáceos (incluyendo el camarón, gambas, langostas y cangrejos); frutos secos (incluidos los anacardos, almendras, nueces, pacanas, pistachos, nueces de Brasil, avellanas, castañas); cacahuetes; y los alimentos de soja. En el caso de las semillas de sésamo, además de las preocupaciones planteadas anteriormente, también hay cierta evidencia que muestra reactividad cruzada con los cacahuetes, las nueces y las castañas de cajú (anacardos).

Usos culinarios:

Introducir las semillas de sésamo en las comidas es una tarea muy fácil y deliciosa.

Estamos acostumbrados a ver las semillas de sésamo blanco utilizadas en la cocción, pero las semillas de sésamo negro son más ricas en ciertos nutrientes.

Añadir las semillas de sésamo en la masa la próxima vez que haga pan casero, magdalenas o galletas.

Utilice el gomasio, un condimento macrobiótico tradicional, elaborado con sésamo, para amenizar su comida. Puede comprarlo en una tienda de alimentos saludables o hacerlo en casa mediante un simple mortero. Simplemente mezcle sal marina con semillas tostadas secas.

Las semillas de sésamo añaden un gran toque especial al brócoli al vapor que ha sido rociado con jugo de limón.

Utilice pasta de sésamo en el pan tostado y rocíelo con miel para un capricho o combínelo con miso para un aperitivo salado.

Combine las semillas tostadas con vinagre de arroz, salsa de soja y el ajo picado, y úselo como aderezo para ensaladas, verduras y fideos.

Saltee el pollo con semillas de sésamo, salsa de soja, ajo, jengibre y vegetales de su preferencia para una cena saludable, pero rápida, de inspiración asiática.

Coma galletas de sésamo como un bocadillo saludable.

La pasta Tahini, uno de los principales ingredientes del humus, se hace a partir de semillas de sésamo.

También se puede incorporar las semillas de sésamo en batidos y frutas secas. O adornar la ensalada o verduras para un crujiente sabor a nuez.

Para mantener las semillas lo más saludable posible, busque semillas crudas o tostadas y tenga cuidado con las saladas.

SEMILLAS DE UVA

Vitis vinifera

Hay que elegir un sitio protegido, que le dé el sol y mejor orientado al sur. Hay que procurar que el suelo drene bien el agua y ligeramente alcalino. Se siembra al terminar el verano empleando el sarmiento, enterrando las raíces a 13 cm de profundidad y afirmando el suelo.

La poda anual solamente se hará cuando la viña está vegetativa, evitando que sangre y pierda savia. Si no da muchas hojas se puede abonar en verano y regar hasta que la uva engorde. Se pueden cortar las uvas que no dan semillas y las que crezcan de forma extraña. Cuando las podemos hay que procurar no tocarlas con los dedos para que no pierdan el polvillo que las recubre. Admiten el almacenaje durante dos semanas en lugar fresco y oscuro.

Composición:

Ácidos tartárico y málico, glucosa, levulosa, taninos, fósforo, yodo y arsénico.

Cantidades importantes de resveratrol.

También pectinas, glucósidos flavónicos, pigmento, vitaminas A, B y C.

Vitamina E, flavonoides, ácidolinoleico, polifenoles.

No contiene grasas.

Propiedaes terapéuticas:

Las semillas de uva son ricas en antioxidantes potentes y compuestos naturales de la planta llamados proantocianidinas oligoméricas complejas (OPC), conocidos por su actividad antioxidante, lo que significa, que pueden ayudar a destruir los radicales libres en el cuerpo, que a su vez puede ayudar a evitar el envejecimiento prematuro y ciertas enfermedades crónicas.

Hoy en día, el extracto de semilla de uva se utiliza como remedio popular para afecciones relacionadas con el corazón y los vasos sanguíneos, como la aterosclerosis (endurecimiento de las arterias), presión arterial alta, colesterol alto, y la mala circulación. También en las complicaciones relacionadas con la diabetes en los ojos, como la degeneración macular (que puede causar ceguera); hinchazón después de una lesión o cirugía; prevención de cáncer; y la curación de heridas.

Las uvas, en su totalidad, tienen acciones beneficiosas como diuréticas, depurativas, mejorando las funciones del hígado y los riñones. Son laxantes, aunque para ello hay que comerlas con la piel y sus pepitas. También es útil en la albuminuria, la insuficiencia hepática, la gota y las enfermedades de piel.

La cura de uvas, consistente en comer solamente uvas durante todo el día, es un buen sistema para bajar de peso y depurarse, especialmente recomendado en las enfermedades febriles debilitantes. Esta cura tiene efectos rejuvenecedores en la piel.

Las uvas pasas poseen aumentadas todas las propiedades de las uvas ya que, además, se comen con la piel y las pepitas, por lo que son mucho más aconsejables. No obstante, dado que son un alimento muy concentrado no hay que abusar de ellas. Su efecto laxante es más acusado.

Se han encontrado elementos para inhibir la peroxidación de lípidos, la agregación plaquetaria, la permeabilidad capilar y la fragilidad, y para afectar a los sistemas enzimáticos.

La investigación publicada en una revista dice que ayuda a detener la propagación de las células cancerosas de la próstata y también causó la apoptosis (muerte celular) entre las células de cáncer de próstata.

Los estudios han encontrado que los extractos de semilla de uva puede prevenir el crecimiento de mama, estómago, colon, y células cancerígenas de pulmón en tubos de ensayo.

El extracto de semilla de uva también puede ayudar a prevenir el daño a las células hepáticas humanas causadas por medicamentos de quimioterapia.

El extracto de semilla de uva también contiene altos niveles de compuestos (dímeros de procianidinas) que actúan como inhibidores de la aromatasa que pueden ayudar a prevenir y tratar el cáncer, especialmente el cáncer de mama dependiente de hormonas. La aromatasa, una enzima, convierte los andrógenos en estrógenos, y se expresa en niveles más altos en los tejidos de cáncer de mama que los tejidos normales.

Muchos tipos de cáncer de mama son alimentados por los estrógenos, por lo que algunos medicamentos de quimioterapia funcionan al inhibir la actividad de la aromatasa. El extracto de semilla de uva puede ejercer efectos similares de forma natural.

La investigación ha demostrado que mejora la flexibilidad de las articulaciones, arterias y tejidos del cuerpo como el corazón.

La semilla de uva también ayuda a mejorar la circulación sanguínea mediante el fortalecimiento de los capilares, las arterias y las venas.

En concreto:

Hipertensión

Los antioxidantes, entre ellos los flavonoides, ácido linoleico, y procianidinas fenólicos, en el extracto de semilla de uva ayudan a proteger los vasos sanguíneos de los daños, pudiendo ayudar a prevenir la presión arterial alta, especialmente en personas con síndrome metabólico.

Insuficiencia venosa crónica

Alrededor del 80 por ciento de los que consumieron extractos tuvieron una mejoría de los síntomas después de los primeros 10 días de tratamiento. La sensación de pesadez, picazón y dolor se redujeron significativamente.

Resistencia ósea

El extracto de semilla de uva se ha demostrado que mejora la formación ósea y la resistencia ósea en estudios con animales.

Hinchazón (edema)

Inhibe la inflamación de las piernas que pueden ocurrir durante la permanencia prolongada en pie o en invalidez.

El edema es común después de la cirugía de cáncer de mama, y un estudio doble ciego, controlado por placebo encontró que los pacientes con cáncer de mama que tomaron 600 mg de extracto de semilla de uva al día después de la cirugía durante seis meses tuvieron menos edema y dolor que los que tomaron placebo.

Otro estudio encontró que las personas que tomaron el extracto de semilla de uva después de experimentar una lesión deportiva tenían menos inflamación que los que tomaron el placebo.

Deterioro cognitivo

Los estudios en animales sugieren que el extracto de semilla de uva puede revertir la disfunción del hipocampo en el cerebro al reducir el estrés oxidativo y la preservación de la función mitocondrial. Puede incluso ser útil como agente preventivo o terapéutico en la enfermedad de Alzheimer.

Salud bucal

Una solución de extracto de semilla de uva impide la desmineralización y favorece la remineralización en las cavidades bucales, pudiendo detener o revertir la caries temprana.

Diabetes

Administrado junto con la práctica de ejercicio mejoró el perfil lipídico, la pérdida de peso, la presión arterial y otras complicaciones de la diabetes mejor que otros remedios. Según los investigadores, el extracto junto la práctica de ejercicio pueden constituir un enfoque terapéutico conveniente y de bajo costo para las complicaciones diabéticas.

Y además:

Mejora la visión nocturna

Protege el colágeno y la elastina en la piel (efectos anti-envejecimiento)

Eficaz en el tratamiento de las hemorroides

Protege contra el daño oxidativo y los patógenos bacterianos

Usos culinarios:

La mejor manera de consumirla es entera, con cáscara y pepitas, aunque si se prefiere podemos emplear el zumo -mosto- el cual deberemos hacerlo en casa ya que el comercializado puede contener algo de alcohol.

Al igual que con otras frutas también las podemos caramelizar y para ello se cogen racimos pequeños, de tres o cuatro uvas, y se les sumerge en el jarabe de azúcar y agua caliente. Se escurren y se ponen en un lugar lleno de aceite. Cuando se enfríen cortaremos las ramitas y ya están listas para comer.

Para preparaciones caseras hay que emplear uvas de Corinto o California que no tienen pepitas.

Aceite de pepitas

Mención especial es el aceite que se extrae de las pepitas, esas diminutas semillas que casi todo el mundo tira y hasta le molesta encontrarlas.

Pero mediante un sistema de extracción en frío se consigue elaborar un aceite para uso directo, no es adecuado para cocinar, que aporta una gran variedad de sustancias esenciales. Contiene al menos un 57% de ácidos grasos esenciales, la mayor proporción de todos los aceites vegetales, al mismo tiempo que aporta cantidades significativas de vitamina E, provitamina A, provitamina D y lecitina.

Tomado en ayunas reduce las tasas de colesterol, mejora la tersura de la piel, ayuda a controlar la obesidad y mejora las funciones biliares.

Uva negra:

Su pigmento procede de las antocianidinas y a los cuales se le atribuyen propiedades para estimular la circulación venosa y mejorar la oxigenación cerebral. También contiene flavonoides, vitamina C y Resveratrol que posee propiedades contra el cáncer.

La uva negra es reconstituyente, laxante, diurética, mejora el hígado y las hemorroides, alcaliniza la sangre y estimula las defensas orgánicas.

Extracto de semilla de uva

Las uvas -junto con sus hojas y la savia- han sido los tratamientos tradicionales en Europa durante miles de años. El extracto de semilla de uva se obtiene de las semillas molidas de uvas de vino tinto.

Hay una fuerte evidencia de que el extracto de semilla de uva es beneficioso para una serie de condiciones cardiovasculares, pudiendo ayudar en insuficiencia venosa crónica y el colesterol alto. También reduce la inflamación causada por una lesión y ayuda a mitigar los efectos negativos de la diabetes en los ojos.

No existe una dosis firmemente establecida sobre la cantidad que hay que tomar que oscila entre 100 a 300 miligramos / día.

Toxicidad:

Los efectos secundarios pueden incluir dolor de cabeza, picazón del cuero cabelludo, mareos y náuseas.

Las personas alérgicas a las uvas no deben utilizar el extracto de semilla de uva, lo mismo que si se tiene un trastorno de la coagulación o la presión arterial alta.

Puede interactuar con medicamentos anticoagulantes, analgésicos AINE (como la aspirina), ciertos medicamentos para el corazón, y otros.

OTROS LIBROS DE SU INTERÉS

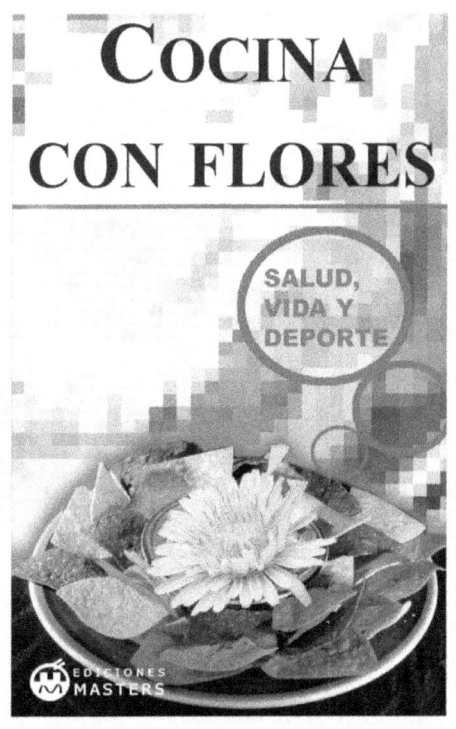

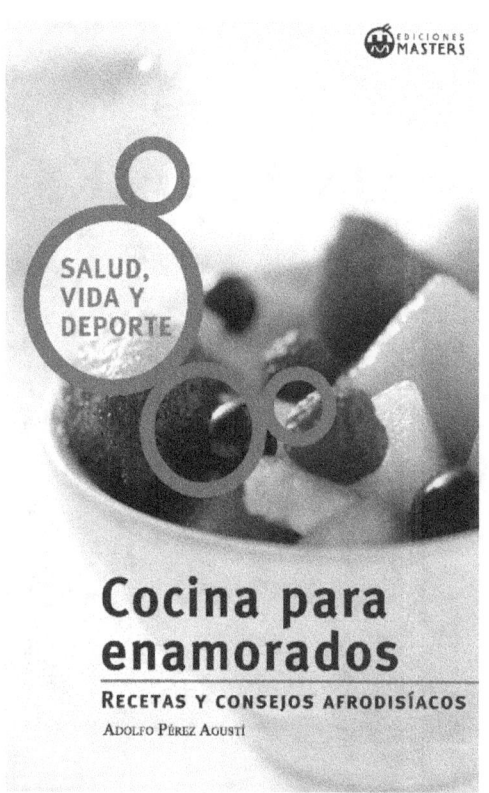

EDICIONES MASTERS

SALUD,
VIDA Y
DEPORTE

Cocina para enamorados

RECETAS Y CONSEJOS AFRODISÍACOS

Adolfo Pérez Agustí

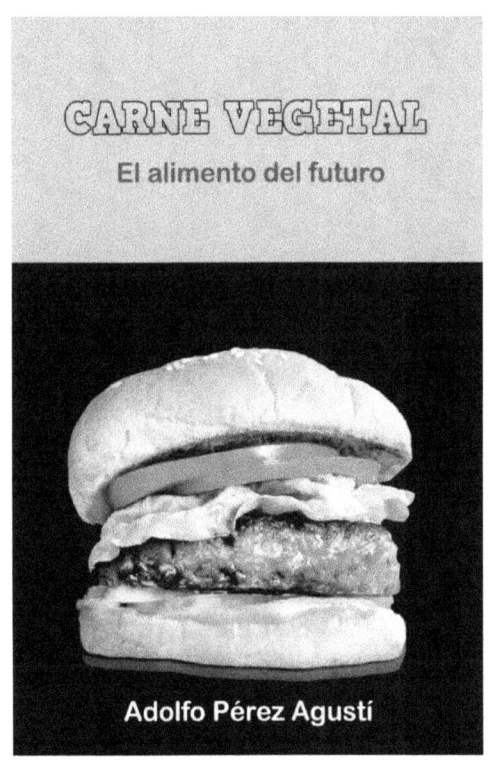

CARNE VEGETAL

El alimento del futuro

Adolfo Pérez Agustí

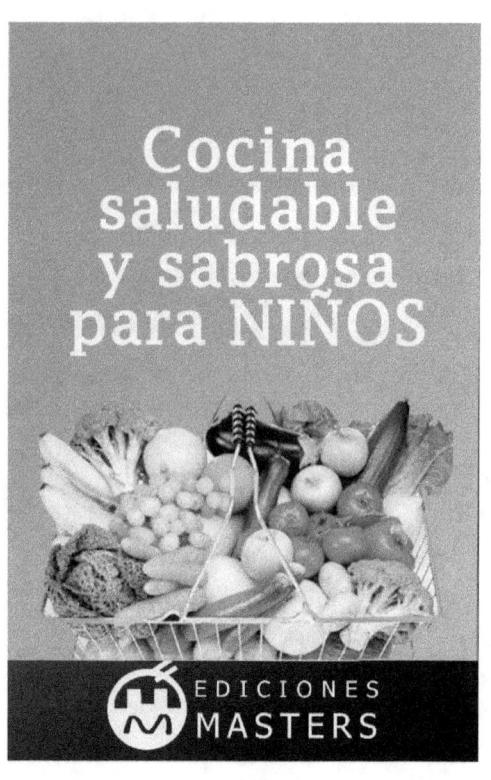

Cocina
saludable
y sabrosa
para NIÑOS

EDICIONES
MASTERS

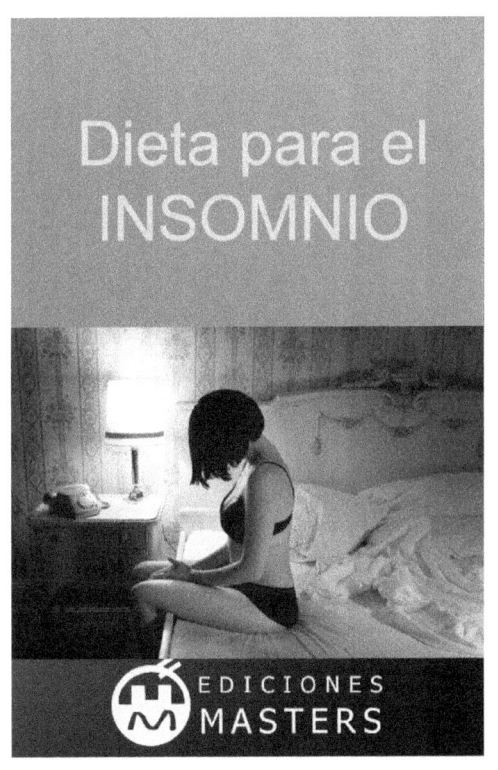

Dieta para el
INSOMNIO

EDICIONES
MASTERS